絵っ と驚く、 コツ伝授

おいしいQ食
レシピ154

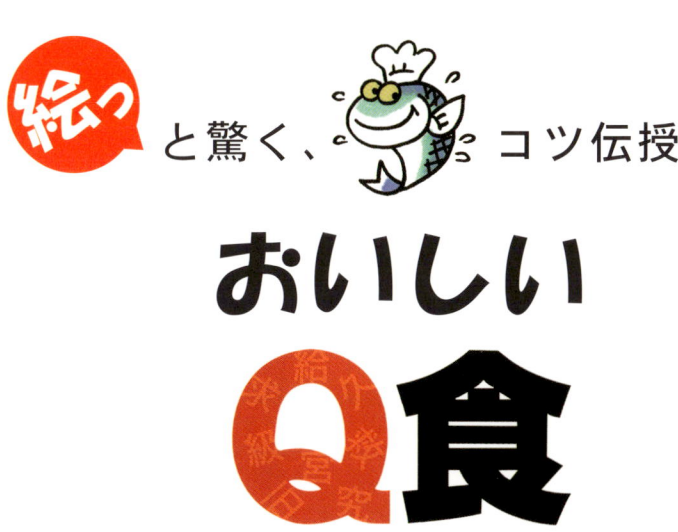

菅野廣一・著

甲斐正範・絵

はじめに

　アイデア料理、簡単料理、エコ料理など、数え上げればきりがないほどさまざまな料理集が出版されています。そのなかに、特定（集団）給食のメニュー集も数多くみられます。そこでいつも疑問に思うのは、「…風料理」がとても多いことです。この「…風料理」とは、はたしてどのような料理なのでしょうか。栄養士の立てる献立に、なぜこの「風」が吹いてしまうのでしょうか。

　検証してみたところ、本来の料理の材料にいろいろ余分な素材を入れてしまうためではないかと思われます。また、給食の料理はおいしい、という評判をきくことができない原因の1つではないでしょうか。

　「ヘルスケア・レストラン」という月刊誌に、「お見舞いに行って食事のひどさに驚いた！」の見出しで、次のような文章が掲載されていました。

　『先日ある病院に御見舞いに行きました。有名人が入院するなど、テレビにもたびたび登場するとても有名な病院です。いい食事が出ているのだろうと思い、ちょうど食事の時間に合わせて訪れたのですが…。きざみ食が出てきました。見た目も悪く、正直、「こんなにひどいとは思わなかった」と思うほどです。この患者さんは栄養士さんを病室に呼び、「こんな食事を出して恥ずかしくないの？」と怒っていました。それに対して悪びれる様子もない栄養士さんに、僕は驚きました。食事については、いい病院もあれば悪い病院もある。しかし、それが外からではわからないのがとても怖いところです。妻が出産で入院したとき、食事がおいしくなく、病院を抜け出して寿司屋に行ったこともあります。タンを吸引している人の横で食事をしなければならないような環境だからこそ、もっとおいしくなければならないと思うのです。』

　これと似た事象はいたるところで見聞きします。

●おいしいものを食べて長生き

　管理栄養士・栄養士のこれからの課題は、生活習慣病対策と低栄養の改善だといわれています。栄養アセスメントを行い、改善プランを立て、評価することが求められているのです。しかし、先ほどのような食事を提供していたのでは効果は望めません。栄養改善は、食べて初めて効果がでるのです。指導内容も「楽しく、継続できるもの」が求められています。「まずい物を食べて長生きするより、早死にしてもいいからおいしいものを食べたい」というセリフをよく耳にしますが、おいしい物を食べて長生きするというのが重要なコンセプトではないでしょうか。栄養士にはその工夫が求められているのです。

このように感じていた矢先、25年ぶりに特定給食の現場に戻りました。そこで、これらの疑問を解決するためにいろいろ試みました。

●こだわり…それは、食べる人への思いやり
　料理をおいしくするための基本はこだわりだと思います。こだわるのは「水」と「だし」「調味料」です。素材は鮮度にだけ気をつければ、野菜などはB級品や規格外でもよいのです。料理は調味料の味で決定されます。素材がどんなによくても、調味料がおいしくなかったらおいしい料理にはなりません。調味料を自分の舌で味わい、おいしいと感じたものを使うように心がけるべきだと思うのです。調味料の値段は、素材の値段と比較するとそれほど高いものではありません。限られた予算のなかで十分選択できるのです。このこだわりが、食べる人への"思いやり"ではないでしょうか。やわらかくて、おいしい料理を出せば、きざみ食は必ず減らすことができます。

　こだわりを「…のお話」として各所に掲載しました。料理は、実際につくって評判のよかったもののなかから、調理担当者2人で50〜60人分をつくることができるものを掲載しました。本書が、おいしい給食を提供するための一助になれば、これ以上の喜びはありません。

　刊行にあたり、イラストを描いてくれた友人の甲斐正範氏、ならびに学建書院のご理解とご協力に心からお礼申し上げます。

2005年11月

菅野　廣一

もくじ

● 主　菜 ●

肉巻きオレンジソースかけ　2
蒸し鶏浜納豆ソース　4
鶏照り焼き　6
ビーフストロガノフ　8
ミートボール　10
麻婆なす ＆ トマト　12
冷しゃぶ　14
チキンステーキ トマト大葉ソース　16
牛肉のグレープフルーツ炒め　18
ハンバーグ　20
ビーフシチュー　22
蒸し鶏エシャロットソース　24
揚げ鶏南蛮漬け　25
茹で豚肉のちり酢　25
豚肉トロピカル焼き　26
ポークビーンズ　28
ポークピカタ大根おろし添え　29
豚肉マスタード焼き　29
肉団子の甘酢あんかけ　30
手づくり焼売　32
茹で豚と野菜の梅ドレッシング　34
鶏肉の煮込み　36
鶏つけ焼き　38
高菜と豚肉の炒め物　40
筑前煮　40
牛肉と大根こってり煮　41
八宝菜　41

浜納豆のお話　4
しょうゆのお話　その1　6
たまねぎのお話　9
塩のお話　11
酢のお話　14
しょうゆのお話　その2　17
煮物のお話　48
みそのお話　50
日本酒のお話　57
砂糖のお話　59
みりんのお話　61
風味調味料のお話　76
削り節のお話　79
だしのお話　その1　116
だしのお話　その2　118
だしのお話　その3　122

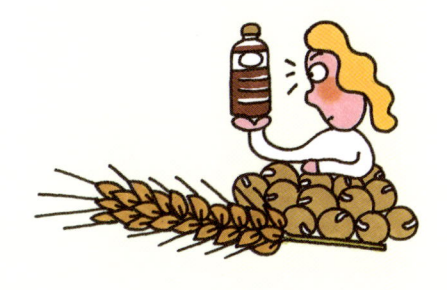

焼き鳥　42
手羽先焼き　42
野菜の味噌炒め　42
ポトフ　43
豚肉と大根こってり煮　43
牛もつ煮　44
牛肉のおろし煮　44
クリームシチュー　45
鶏もも肉きじ焼き　45
煮豚きゅうり添え　46
鶏肉としいたけの煮物　46
ハンバーグ
　　クリームマッシュルームソース　47
バンバンジー　47
ふっくら煮魚　48
さわらの味噌マヨ焼き　50
すずきのハーブ焼き　52
シーフードシチュー　54
おでん　56
かつおの煮付け　58
鮭のレモン風味焼き　59
まぐろのつけ焼き　60
さんまの赤ワイン煮　62

まぐろのホイル焼き　64
帆立クリーム煮　64
鮭チャンチャン焼き風　65
すずきのポアレ　65
いか韓国和え　66
帆立キウイソース　66
さば味噌だれかけ　67
いかと里芋の煮物　67
いわしねぎ風味　67
白身魚マスタード焼き　68
鮭とポテトの味噌シチュー　68
幽庵焼き　69
桜海老としらすの卵焼き　69
鮭のハーブ焼き　69
ムニエルのキャロットソース　70
ムニエルの温野菜ソース　70
まぐろねぎ味噌和え　71
豆腐の甘辛煮　71
鯛のあらの豆腐煮　71
麻婆豆腐　72
千草焼き　74
小田巻き蒸し　74

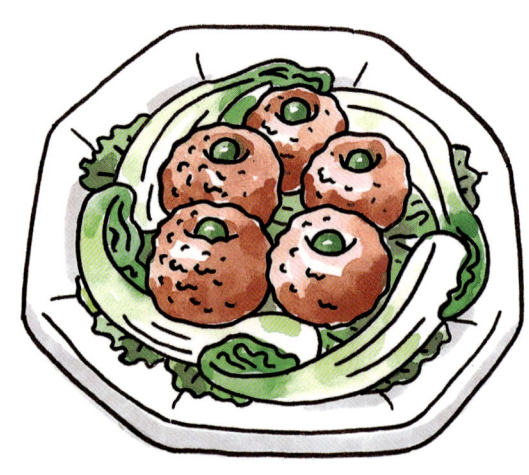

● 副 菜 ●

宝袋煮　76
おくら梅肉和え　78
水キムチ　79
きゅうりのヨーグルトサラダ　80
かんぴょうときゅうりの酢の物　81
切干し大根　82
たたききゅうり　82
トマトサラダ　82
きゅうりの酢の物　83
山芋の酢味噌和え　83
オクラ納豆　83
まぐろとわかめ酢味噌和え　84
わかめさっと煮　84
きゅうりの梅肉和え　84
グリーンサラダ　85
冬瓜吉野煮　85
ヨーグルトサラダ　85
山芋味噌ソース　86
温野菜サラダ　86
茶碗蒸し　86

かぶの梅肉和え　87
青菜の白和え　87
ふろふき大根　87
焼きなす　88
根菜味噌煮　88
春雨の酢の物　88
コーンサラダ　89
うの花　89
いちごのクリームチーズ　89
野菜の塩もみ　90
お浸し　90
ブロッコリーともやしの
　ごまヨーグルト　90
かぼちゃのレモン煮　91
なすのしょうが醤油和え　91
ほうれん草のヨーグルト梅肉和え　91
きのこの煮浸し　92
五目大豆煮　92
蒸しなすごま酢しょうゆ　92

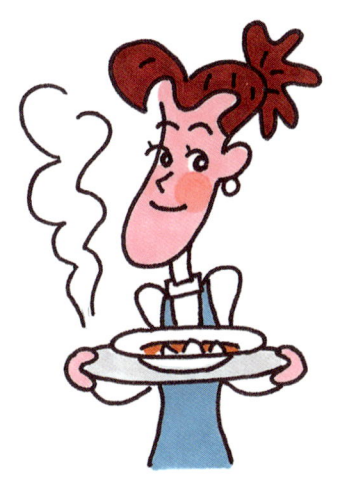

● ご　飯 ●

ビーフカレー　94
太巻きといなり　96
大豆ご飯　98
鮭のまぜずし　98
あさりご飯　99
卵チャーハン　100
オムライス　101
牛丼　102
なめこご飯　102
いかめし　102
ガーリックライス　103
ちくわとたまねぎのご飯　103
鮭とレタス混ぜご飯　103
五目ご飯　104
北海丼　104
梅干し・じゃこ・春菊混ぜご飯　104
お茶漬け　105
鉄火丼　105
麦とろ丼　105

ビビンバ丼　106
かきご飯　106
きのこご飯　107
牛肉チャーハン　107
たけのこご飯　108
もみじご飯　108
ぼくめし　108

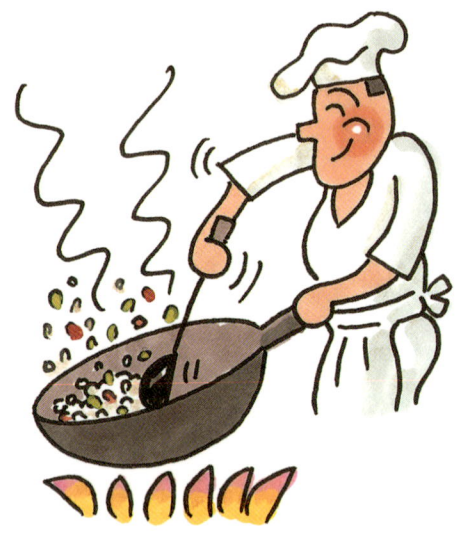

● めん類 ●

ラーメン　110
塩ラーメン　112
冷し中華　114
ざるそば　116
きつねそば　118

カレーうどん　119
焼きそば　120
揚げ焼きそば　あんかけ　120
ボンゴレスパ　121
ミートソースパスタ　121

汁もの

チキンエッグスープ　124
ビシソワーズ　126
セロリースープ　128
しめじスープ　128
キャベツスープ　128

マカロニスープ　129
沢煮椀　129
梅ともやしの清汁　130
卵とチーズのスープ　130

給食の常識は非常識　131
給食がおいしくならないもう1つの理由　134

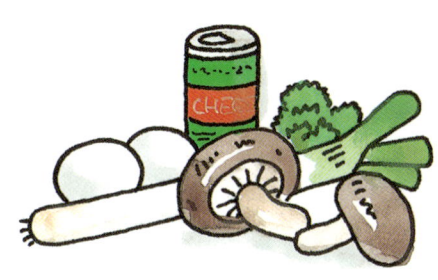
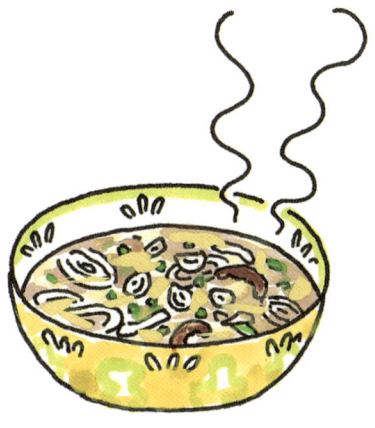

本書で使用したお勧めの調味料

調味料	メーカー名・連絡先	商品名
浜納豆	ヤマヤ醤油㈲　053-461-0808 http://www.ymy.co.jp 法林寺浜納豆本舗　053-471-0838	浜納豆
しょうゆ	明治屋醤油㈱　053-586-2053	四季造り
みりん	㈱角谷文治郎商店　0566-41-0748	三河みりん
顆粒風味調味料	㈱マルハチ村松　054-622-7200 http://www.08m.co.jp	鰹の素ゴールド印
冷凍だし	エバラ食品工業㈱　045-314-0110 http://www.ebarafoods.com	冷凍ガラ 15 分湯チキン
スープストック	キスコフーズ㈱　03-3981-5005 http://www.kiscofoods.co.jp	フォンドボー フレッシュ丸鶏のチキンブイヨン
	カゴメ㈱　052-951-3571 http://www.kagome.co.jp	ブロードディポッロ スーゴディカルネ
ソース	㈱サンク　053-460-3678 http://www.thank.co.jp	ベシャメルソース No.1 ブロッコリーの若草ソース 人参のもみじキャロットソース かぼちゃのやまぶきソース
	キスコフーズ㈱　03-3981-5005	デミグラスソース
オニオンソテー	カゴメ㈱　052-951-3571	オニオンソテー（冷凍）
ウスターソース 中濃ソース	鳥居食品㈱　053-461-1575 http://www.torii-sauce.com/	昔ながらのトリイ中濃ソース （ウスター）
カレールウ	コスモ食品㈱　054-831-1221 http://www.cosmo-foods.co.jp	直火焼きカレールー （甘味、中辛、辛口）
塩	海の精㈱　03-3227-5601 http://www.uminosei.com	海の精・塩屋の塩
	伯方塩業㈱　089-922-2560 http://www.hakatanoshio.co.jp	伯方の塩・塩の花
	㈲ケイアイティ企画　03-5815-5161 http://www1.biz.biglobe.ne.jp/~mongolbi/	モンゴル秘境の甘い岩塩

※上記食材取扱店　㈱海老仙 053-592-1115　http://www.ebisen.info/info.html

参考●家庭用の少量パック

オニオンソテー	コスモ食品㈱　054-831-1221	炒め玉ねぎ（200 g）
鳥がらスープ	㈱アマタケ　0192-26-5205 日本スープ㈱　03-3478-7607 日本ピュアフード㈱　03-3440-8270	チキンピュアスープ（15 g×8 個） 丸どりだし（260 g） 鶏がらスープ（260 g）

※オニオンソテー、鶏がらスープは各地域の coop でも購入することができます。

食のニーズが複雑に拡大する現代社会。給食も多彩に進化する、そんな時代だと思います。

肉巻きオレンジソースかけ

豚肉にフルーツの甘味と酸味がとてもよく合う一品です

材料　201 kcal
(1人分)

豚肩ロース（20 g×3）	60 g
トマト	40 g
パインアップル	15 g
にんにく・揚げ	4 g
しそ	3 g
塩	0.5 g
こしょう・黒	0.5 g
バジル	適宜
ソース　オレンジジュース	30 g
ソース　塩	0.5 g
ソース　こしょう・白	0.5 g
ソース　コーンスターチ	1 g
イタリアンパセリ	1 g

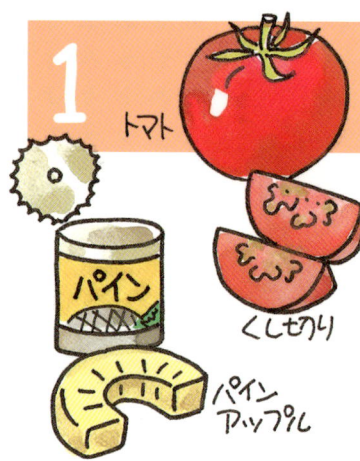

1 トマトはくし形切り一人2個、パインアップルは輪切り1個を半分に切る。

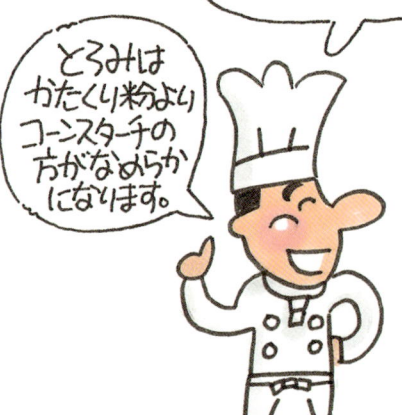

ソース用のジュースは、パインやグレープフルーツのジュースも合います！

とろみはかたくり粉よりコーンスターチの方がなめらかになります。

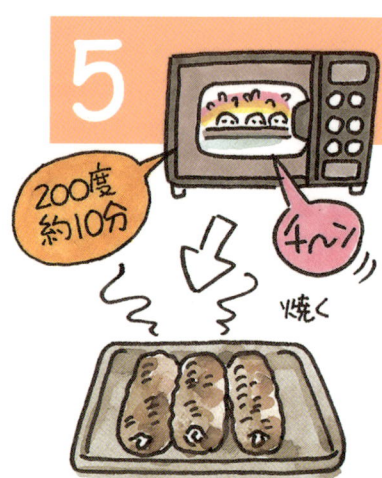

5 200度 約10分　チン　焼く

オーブンに入れ、ソースの出来あがりの時間にあわせて焼く。

たんぱく質	脂質	カルシウム	鉄	ビタミンA	ビタミンB₁	ビタミンB₂	ビタミンC	食物繊維	塩分
11.1 g	11.7 g	23 mg	0.9 mg	56 µg	0.44 mg	0.17 mg	23 mg	0.8 g	1.1 g

※ビタミンA：レチノール当量

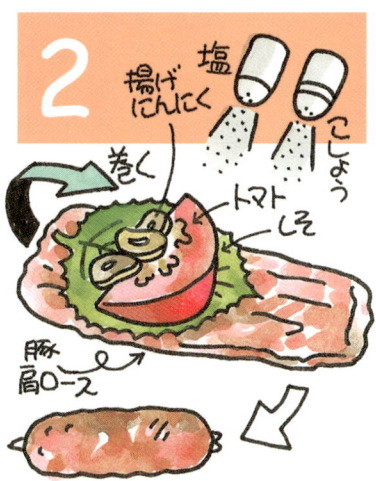

薄切り肉をひろげ、しそ、トマト、揚げにんにくの順にのせ、塩・こしょうして端から巻く。2個

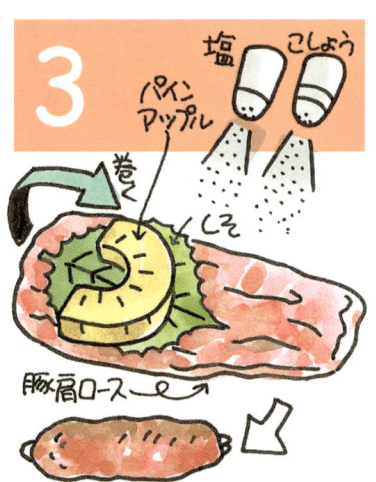

薄切り肉をひろげ、しそ、パインアップルの順にのせ、塩・こしょうして端から巻く。1個

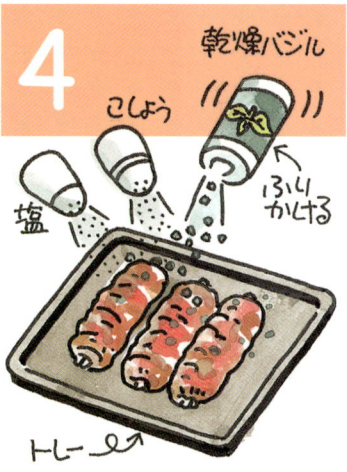

②と③の肉巻きをトレーに並べ、塩こしょう、バジルを振りかける。

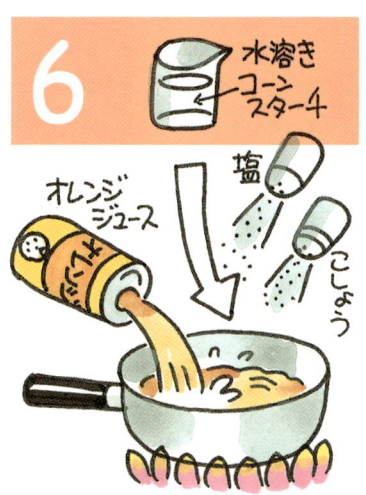

鍋にオレンジジュースを入れ、わいたら塩・こしょうで味をととのえ、コーンスターチでとろみをつける。

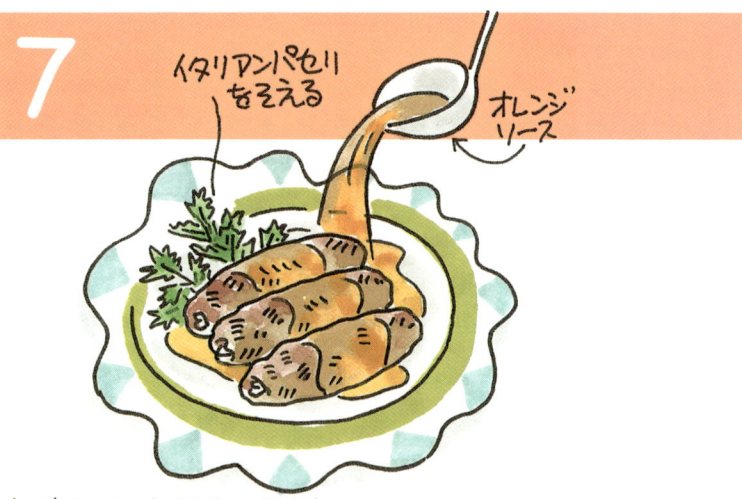

オーブンで焼きあがった肉巻きを皿に盛り、オレンジソースをかけ、イタリアンパセリを添える。

蒸し鶏 浜納豆ソース

肉料理によく合う万能ソースです
ぜひいろいろ試してみてください

 材料 163kcal

(1人分)

若鶏もも肉・皮つき	60 g
純米酒	3 g
葉ねぎ	3 g
きゅうり	50 g
浜納豆	4 g
A 純米酢	9 g
A しょうゆ	3 g
A 砂糖	4 g

MEMO 浜納豆のお話

　食品成分表では寺納豆と記されています。静岡県浜松地方の特産で、古い歴史をもつ塩納豆の1つです。原材料は、大豆、小麦粉、食塩、さんしょう、しょうがです。麹菌を使って熟成し、天日乾燥してあります。食塩を12〜13%含み、独特の風味があり、飯の上にかけたりして賞味しますが、浜松では一般に茶漬けで食べられています。

　この浜納豆を調味料として使うと、実に面白い働きをしてくれます。

●臭み消しに● 煮魚の臭みを消すためには、しょうがやねぎ、梅干しなどが用いられますが、浜納豆を1人当たり1g使用すると、臭みがきれいに消えると同時に、しょうがとしょうゆだけで煮たものよりも、浜納豆の独特の風味により、よりおいしい煮魚ができます。冷めても生臭みは出てきません。その他、鶏肉の煮物、牛肉の炒め物などに使用すると、鶏肉独特の臭いや牛肉の乳臭さを消してくれます。

●ソースづくりに● 浜納豆をすり鉢に入れてよくすりつぶし、酢味噌の要領でソースをつくり、さんしょうで味を整え、蒸し鶏や蒸し魚にかけるとおいしく賞味できます。さらに、きゅうりのあえ物などのあえ衣としても幅広く使用できます。

(浜納豆を使った料理) 牛もつ煮 p.44、鶏もも肉きじ焼き p.45、ふっくら煮魚 p.48、かつおの煮つけ p.58、鯛のあらの豆腐煮 p.71、牛肉チャーハン p.107

たんぱく質	脂質	カルシウム	鉄	ビタミンA	ビタミンB$_1$	ビタミンB$_2$	ビタミンC	食物繊維	塩分
11.3 g	8.8 g	23 mg	0.7 mg	42 μg	0.06 mg	0.15 mg	10 mg	0.9 g	1.1 g

※ビタミンA：レチノール当量

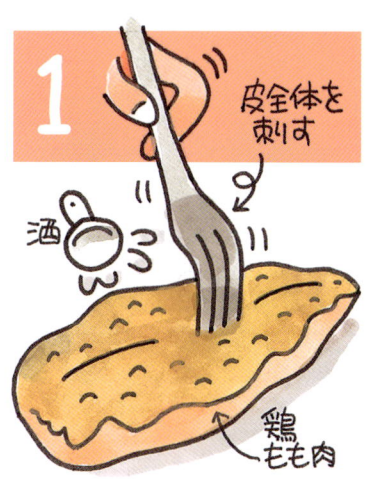

1 鶏もも肉の皮をフォークで刺し、酒をふり、しばらくおく。

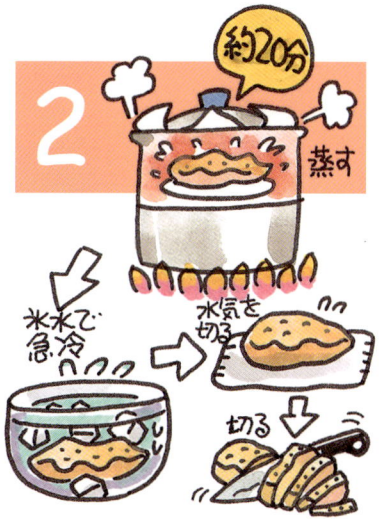

2 鶏肉を蒸し器で約20分蒸したら氷水で急冷、出して水気を切って適当な大きさに切る。

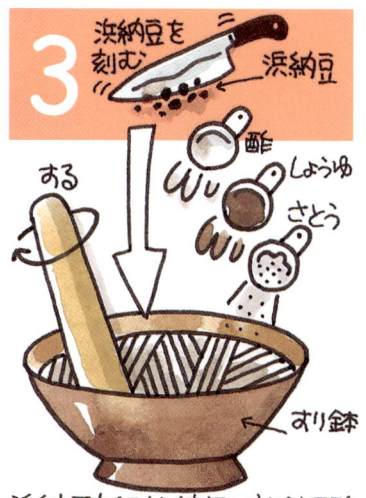

3 浜納豆を細かく刻み、すり鉢で酢を入れながらすり、残りの調味料Ⓐを加え浜納豆ソースをつくる。

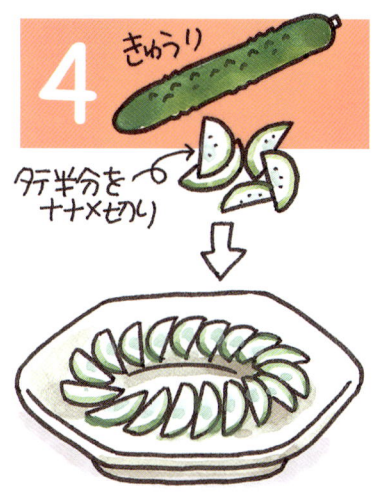

4 きゅうりをタテ2つに割り、半分を斜め半月切りし、皿にきれいに盛りつける。

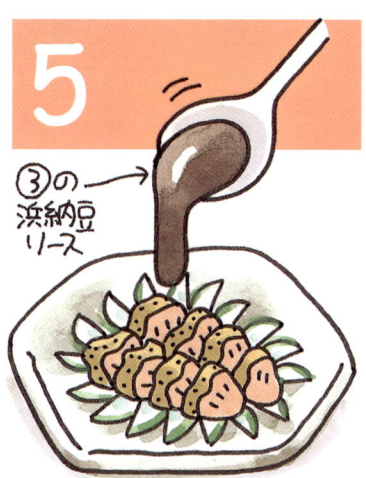

5 並べたきゅうりの上に②の鶏肉を盛り、③の浜納豆ソースを上からかける。

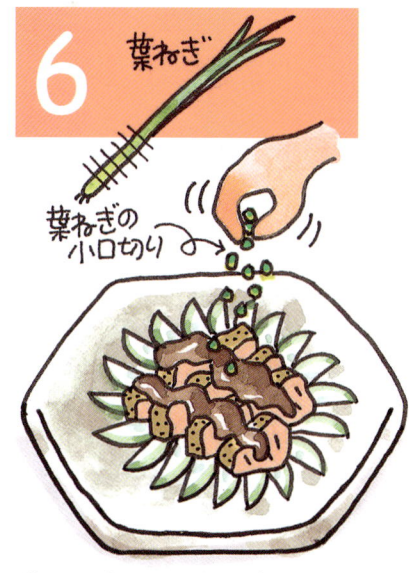

6 葉ねぎを上から散らす。

鶏 照り焼き

ちょっとしたコツで鶏肉のやわらかさが違ってきます

材料　121 kcal
(1人分)

鶏もも肉（30 g×2）	60 g
A　純米酒	2 g
本みりん	3 g
しょうゆ	4 g
しょうが・おろし	5 g
なたね油	0.5 g
キャベツ	30 g
トマト（1/8個）	13 g
ブロッコリー	30 g

★急冷することにより、ジューシーでやわらかくなります。また、食中毒菌の増殖も防ぐことができます。

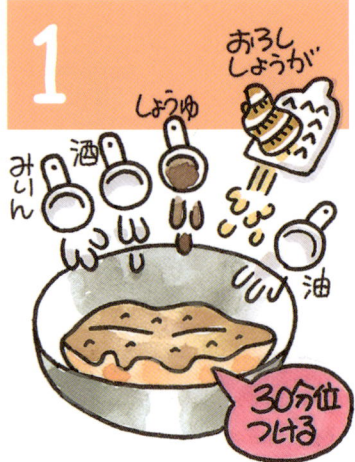

1

鶏肉をボウルに入れ、あわせ調味液Ⓐに約30分漬け込む。

 MEMO しょうゆのお話 その1

しょうゆは、つくり方によって次のように分けられます。

①本醸造方式　　　　　④酵素処理液混合方式
②新式醸造方式　　　　⑤アミノ酸液・酵素処理液混合方式
③アミノ酸液混合方式　⑥酵素処理液・アミノ酸液混合方式

　名称は、「濃口しょうゆ」「薄口しょうゆ」「たまりしょうゆ」「再仕込みしょうゆ」「白しょうゆ」「生揚げ」に分類されています。

　「濃口しょうゆ」「薄口しょうゆ」「たまりしょうゆ」「再仕込みしょうゆ」「白しょうゆ」は、JAS法でランクが設けられており、性状（色沢、香味）と全窒素分（アミノ酸の含有量、旨味に影響する）、無塩可溶性固形分、アルコール分の量により特級、上級、標準と表示されます。

たんぱく質	脂質	カルシウム	鉄	ビタミンA	ビタミンB₁	ビタミンB₂	ビタミンC	食物繊維	塩分
15.3 g	3.6 g	33 mg	1.8 mg	37 μg	0.12 mg	0.27 mg	57 mg	2 g	0.7 g

※ビタミンA：レチノール当量

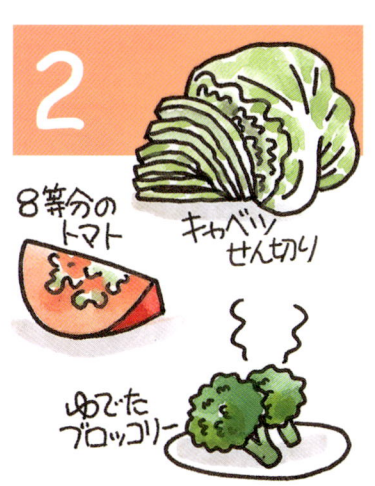

キャベツはせん切り、トマトは8等分のくし形切り、ブロッコリーは小分けしてゆでておく。

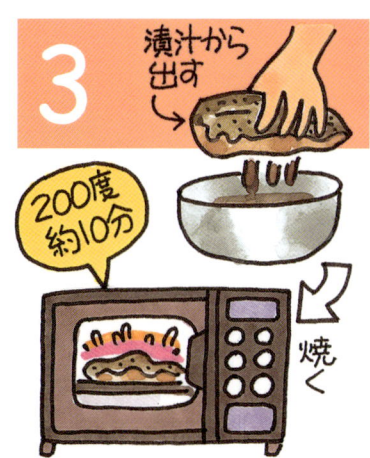

①で漬け込んだ鶏肉をボウルから出し、オーブンで焼く。

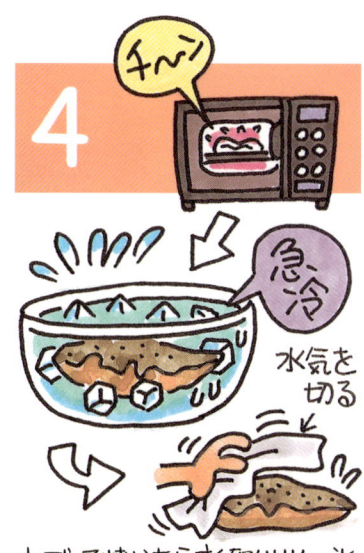

オーブンで焼けたらすぐ取り出し、氷水の中に入れ急冷。冷えたら出し、水気をふきとる。

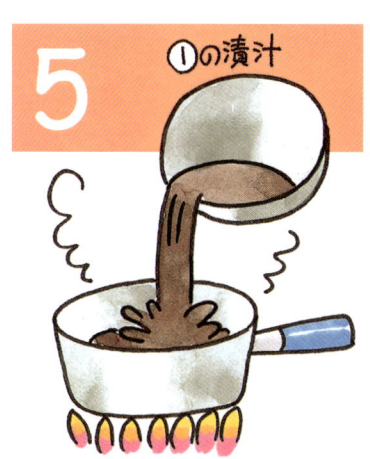

①で使った調味液を鍋に入れふっとうさせてからさまし、かけ汁とする。

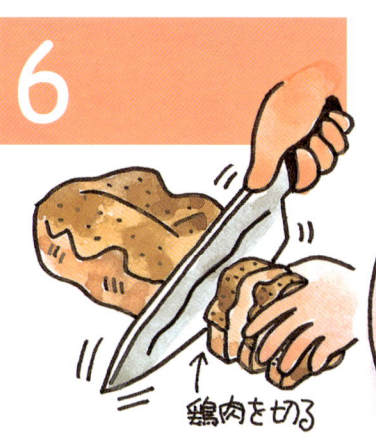

④の鶏肉を適当な大きさに切り、トマト、キャベツ、ブロッコリーと一緒に皿に盛る。

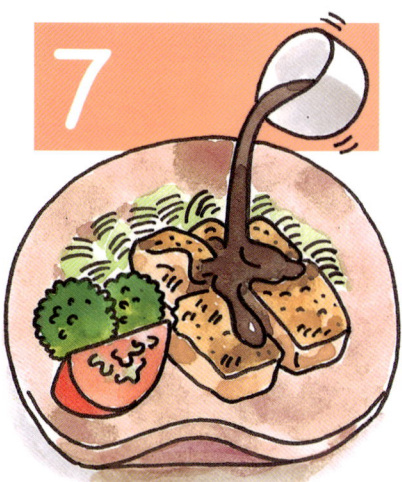

⑤のかけ汁をかける

ビーフストロガノフ

ビーフの旨みをギュッととじ込めたボリュームたっぷりの一皿

材料 460kcal
(1人分)

- 精白米 ……………………………… 70 g
- 押し麦 ………………………………… 5 g
- 和牛肩肉・赤肉 …………………… 30 g
- オニオンソテー（30%）*1 ……… 165 g
- マッシュルーム …………………… 10 g
- 有塩バター …………………………… 2 g
- 赤ワイン …………………………… 18 g
- デミグラスソース*2 ……………… 55 g
- ブラウンスープストック*3 ……… 16 g
- 塩 ………………………………… 0.4 g
- こしょう・黒 ……………………… 少々
- 生クリーム（植）………………… 10 g

*1 カゴメ（オニオンソテー）
*2 キスコ（ブラウンルー）
*3 カゴメ（スーゴディカルネ）または キスコ（HCQ フォンドヴォー）

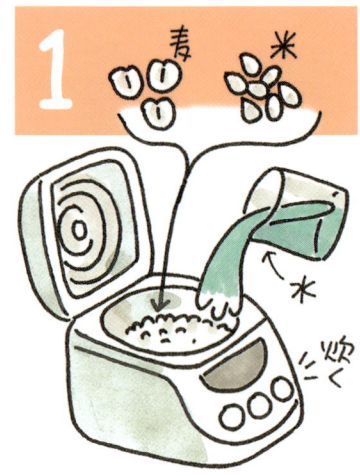

麦と米をまぜ、炊飯器でごはんを炊く。

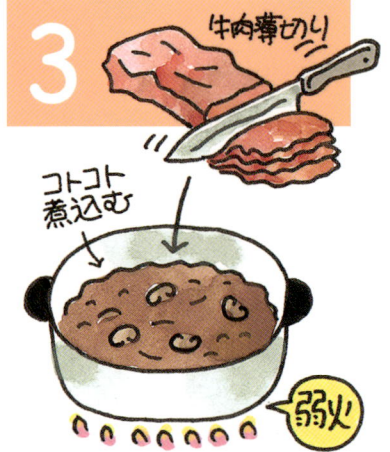

②の鍋が煮たったら弱火にし、牛肉の薄切りを入れ、コトコト煮る。

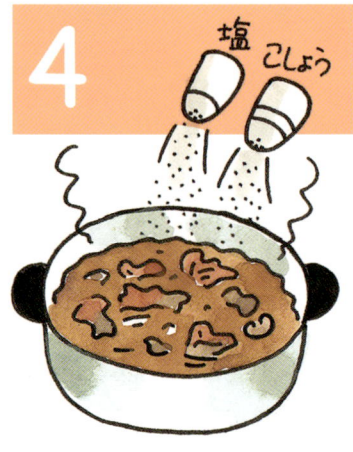

最後に塩・こしょうで味をととのえる。

たんぱく質	脂 質	カルシウム	鉄	ビタミンA	ビタミンB_1	ビタミンB_2	ビタミンC	食物繊維	塩 分
14.2 g	10.1 g	49 mg	1.9 mg	11 μg	0.16 mg	0.18 mg	14 mg	3.7 g	0.9 g

※ビタミンA：レチノール当量

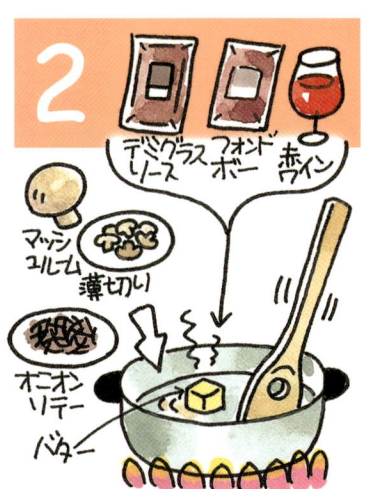

鍋にバターを入れ、オニオンソテーとマッシュルームを炒め、デミグラスソース、フォンドボー、赤ワインを入れる。

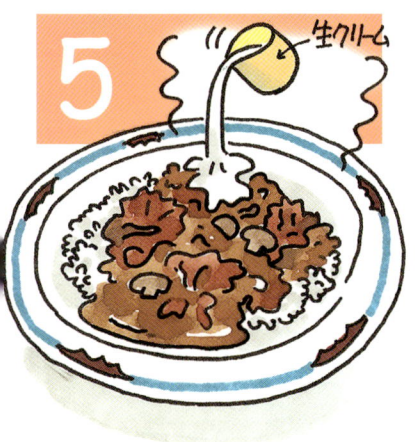

皿にごはんを盛り、④を上からかけ、生クリームをかける。

MEMO　たまねぎのお話

　たまねぎは、高脂肪の食事をとることによって血漿コレステロールが高くなった人に優れた効果を発揮します。また、薄茶色の薄皮を煎じた汁は、高血圧症や動脈硬化症の予防に薬効があるとされています。さらに、臭いの成分が、豚肉などに含まれるビタミンB_1の吸収を高めてくれるなど、おおいに食べたい食材の1つです。

　料理上の効用としてたまねぎ独特の甘味があります。たまねぎは糖を含んでおり、加熱するとショ糖の50～70倍もの甘い物質ができ甘味が増します。この甘味はイヤミがなく、オニオンスープやカレーなどの料理に活用されます。

　せん切りやみじん切りにしたあと炒めたたまねぎをオニオンソテーとよび、料理によって炒め具合が異なります。ピラフは10～15％くらいつめたものを使い、スープやハンバーグは50％、カレーやハッシュドビーフは70％つめたものを使います。50％や70％つめたものは、色もあめ色になり、水でのばして味をみると甘い味がします。このあめ色は、たまねぎの糖がカラメル化された色ですから、炒めるときは焦がさないようにじっくり炒めることが大切です。生たまねぎ1kgに対して、小さじ2杯くらいの上白糖を入れて炒めると早くつくることができます。

　オニオンソテーは業務用冷凍食品で販売されており、つめる割合で次のように表示されています。

　　90％（10％つめたもの）　1 kg　420円
　　85％（15％　〃　　）　1 kg　470円
　　50％（50％　〃　　）　1 kg　680円
　　30％（70％　〃　　）　1 kg　780円

家庭用には、レトルト製品が市販されています。

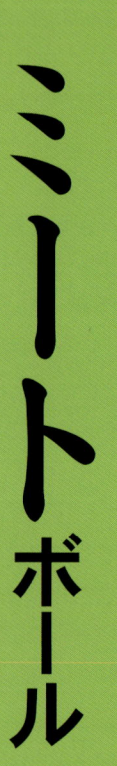

ミートボール

ちょっと手を加えるだけで冷凍食品とは思えない出来映えに

材料　272kcal
(1人分)

ミートボール・冷凍（3個）	90 g
たまねぎ	40 g
にんじん	20 g
ブロッコリー	20 g
デミグラスソース*1	10 g
ブラウンスープストック*2	16 g
塩	1 g
こしょう・黒	0.5 g
ローリエ	1 g
パセリ	1 g
生クリーム（植）	5 g

*1 キスコ（ブラウンルー）
*2 カゴメ（スーゴディカルネ）

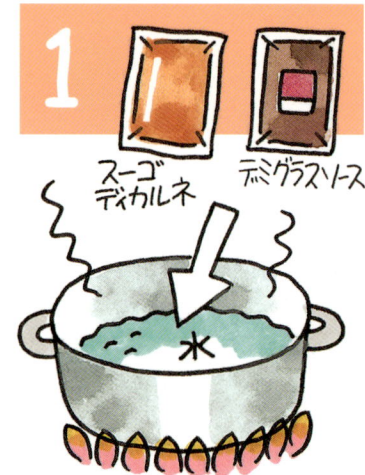

鍋に水とデミグラスソース、スーゴディカルネを入れ、煮汁をつくる。

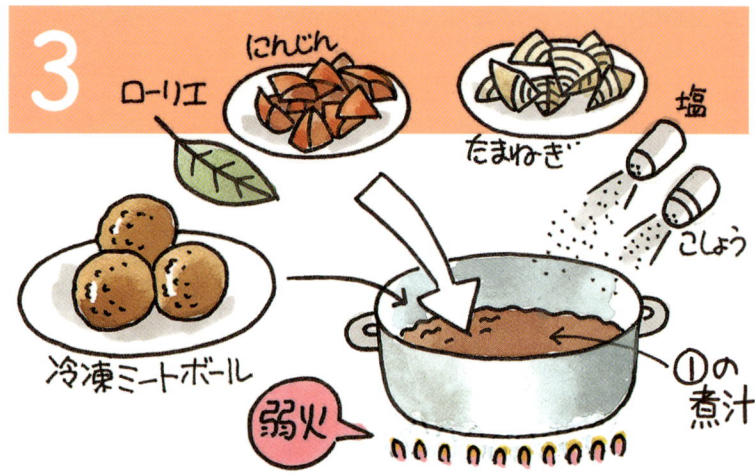

①の鍋に冷凍ミートボールと②のにんじん、たまねぎ、ローリエを入れ、弱火でコトコト煮る。

野菜に火が通ったら、仕上げに塩・こしょうで味をととのえる。

たんぱく質	脂　質	カルシウム	鉄	ビタミンA	ビタミンB_1	ビタミンB_2	ビタミンC	食物繊維	塩　分
12.7 g	16.9 g	49 mg	1.8 mg	210 µg	0.15 mg	0.23 mg	31 mg	2.2 g	2.4 g

※ビタミンA：レチノール当量

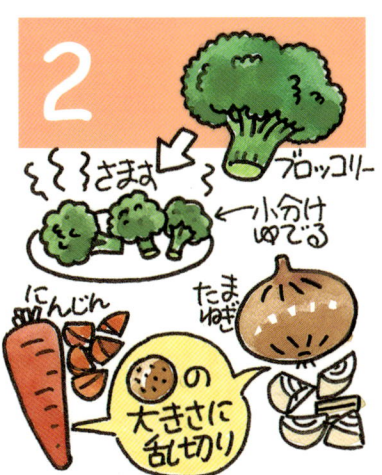

ブロッコリーは、房を小分けし、ゆでてさます。たまねぎ、にんじんは、ミートボール位の大きさに乱切りする。

MEMO　塩のお話

　塩の分類は、海塩・再生加工塩・岩塩などの粗塩（自然塩）と精製塩に分類されます。粗塩は原則としてニガリ（塩化マグネシウム）や硫酸マグネシウム、硫酸カルシウム、塩化カリなどを含み（ニガリを含まない塩もある）、苦味と鹹味で、味わい深さを呈します。この粗塩からニガリなどを除き塩化ナトリウムだけにしたものが精製塩で、塩辛い味を呈します。

　調味料として使用する場合は、粗塩のほうが料理や漬物がおいしくなります。粗塩は、海水からつくられたものと、岩塩を粉砕してつくられたものがあり、数多くの種類が販売されています。その中で、お勧めの塩を次に紹介します。

◆煮物や汁物、漬物、〆魚に

　　　　　　海の精・酒屋の塩（500g 970円）
　　　　　　伯方の塩・塩の花（1kg 1,000円）

　だしを使った汁物や煮物の味を引き立て、漬物をおいしくし、魚を〆てくれます。

◆サラダや焼き物に

　　　　　　モンゴル秘境の甘い岩塩（350g 600円）

　マグネシウムを含まない塩です。トマトにかけて食べると甘く感じます。ドレッシングをかけるよりはるかにおいしく食べられます。また、塩もみやサラダに非常によく合います。肉や魚にかけて焼くと身が固くならずに塩味が中まで染み込んでくれます。ただし、汁物の場合は、火にかけると塩味が負けるように思われるので、前記の塩と使い分けるとよいでしょう。

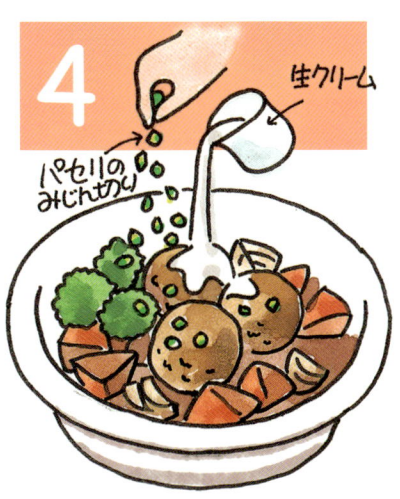

器に③を盛り、②のブロッコリーを添え、生クリームをかけ、上からパセリのみじんぎりを散らす。

麻婆なす&トマト

野菜たっぷりで、カロリー控えめ
アツアツをご飯にかけても、旨い!

材料 167 kcal
(1人分)

なす	60 g
根深ねぎ	5 g
鶏ひき肉	50 g
ごま油	1 g
冷凍だし*1 またはブイヨン*2	16 g
Ⓐ 赤みそ	5 g
純米酒	5 g
しょうゆ	15 g
砂糖	4 g
かたくり粉	3 g
葉ねぎ	5 g
トマト	30 g

*1 エバラ（冷凍ガラ15分湯チキン）
*2 キスコ（フレッシュ丸鶏のチキンブイヨン）

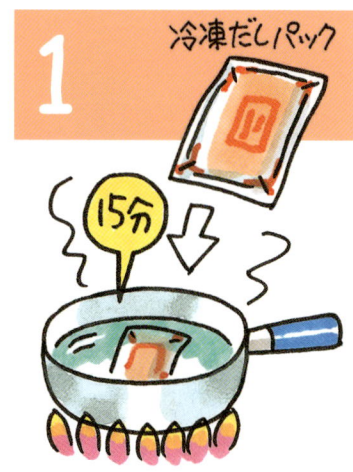

1 鍋に適量の水と冷凍だしパックを入れ、基本だしをつくっておく。

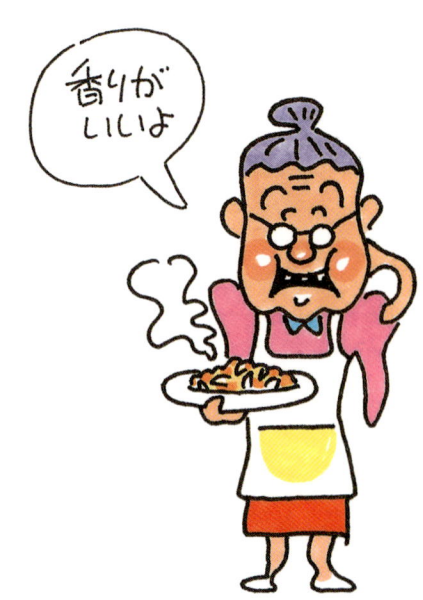

「香りがいいよ」

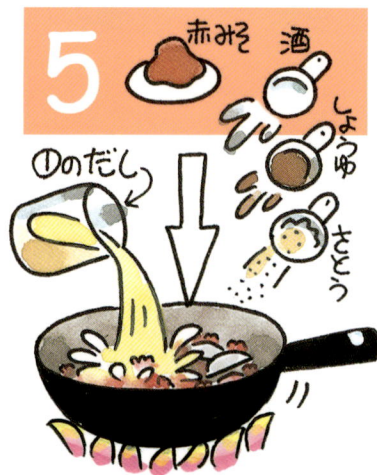

5 ④の鍋に①のだしを加え、野菜に火がとおったら、調味料Ⓐで味をととのえる。

たんぱく質	脂質	カルシウム	鉄	ビタミンA	ビタミンB₁	ビタミンB₂	ビタミンC	食物繊維	塩分
13.6 g	5.8 g	35 mg	1.6 mg	46 μg	0.11 mg	0.19 mg	9 mg	2.2 g	2.8 g

※ビタミンA：レチノール当量

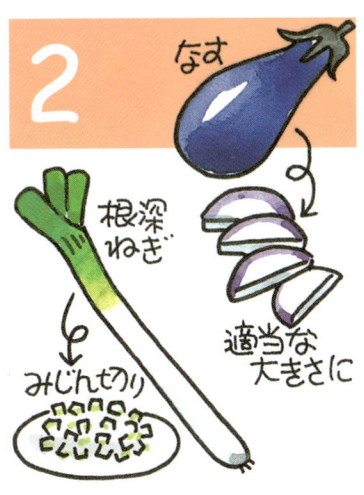

2. なすは適当な大きさに、根深ねぎはみじん切りにする。

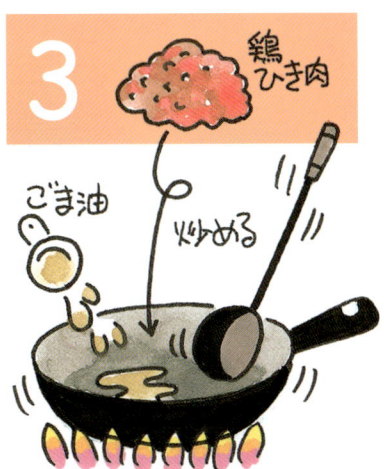

3. 鍋にごま油を入れ熱し、鶏のひき肉をポロポロになるまで炒める。

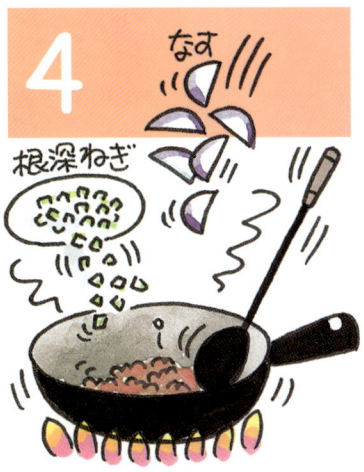

4. ③の鍋に②のなすと根深ねぎのみじん切りを入れ、炒める。

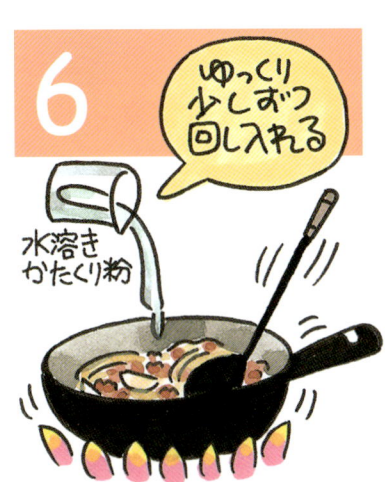

6. ⑤の鍋に水溶きかたくり粉をゆっくりまわし入れ、全体にとろみをつける。

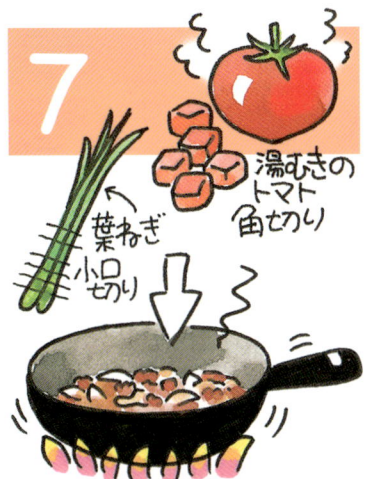

7. 湯むきしたトマトを角切りし、小口切りの葉ねぎと一緒に鍋に入れあたたまる程度にからめる。

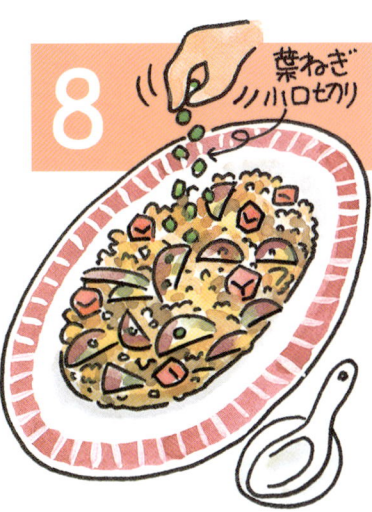

8. ⑦を皿に盛り、上から葉ねぎの小口切りの残りを散らす。

冷しゃぶ

肉とたっぷり野菜をさっぱりとサラダ感覚でいただけます

材料　282kcal
（1人分）

和牛肩ロース（20 g×3）	60 g
もやし	40 g
きゅうり	30 g
トマト	40 g
だいこん	40 g
Ⓐ しょうゆ	5 g
純米酢	5 g
とうがらし・粉	1 g
葉ねぎ	3 g

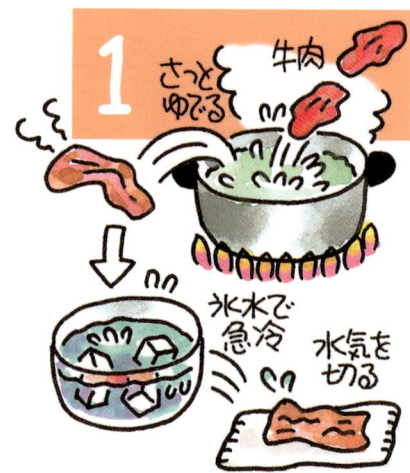

牛肉をサッとゆで、氷水にとって急冷。さめたら出し、水気を切っておく。

MEMO　酢のお話

酢の種類は多く、JAS法では次のように分類されています。

```
醸造酢 ─┬─ 穀物酢 ─┬─ 米酢 ─┬─ 純米酢*
        │          │        └─ 米酢
        │          └─ 穀物酢
        │
        ├─ 醸造酢（アルコール酢）
        │
        └─ 果実酢 ─┬─ りんご酢、ぶどう酢 ─┬─ 純りんご酢、純ぶどう酢
                   │                      └─ りんご酢、ぶどう酢
                   └─ 果実酢
合成酢
```

＊「静置発酵」の表示があるものあり。

酢の効用として、健康面では有機酸の働きによる疲労回復やスタミナ補給、肥満防止、過酸化脂質を抑える作用などがあげられます。そのほか、強い抗菌作用により、ほとんどの病原菌を30分で死滅させることができます。さ

たんぱく質	脂　質	カルシウム	鉄	ビタミンA	ビタミンB₁	ビタミンB₂	ビタミンC	食物繊維	塩　分
10.3 g	22.7 g	30 mg	1 mg	40 μg	0.1 mg	0.17 mg	20 mg	1.9 g	0.8 g

※ビタミンA：レチノール当量

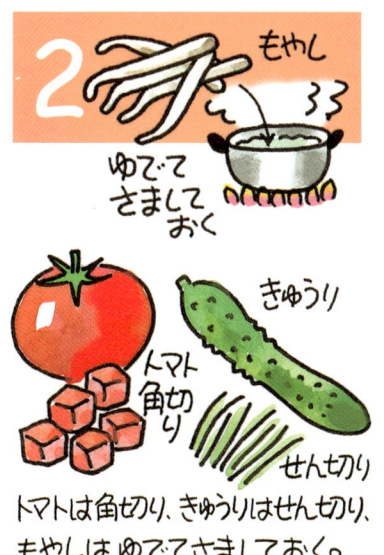

トマトは角切り、きゅうりはせん切り、もやしはゆでてさましておく。

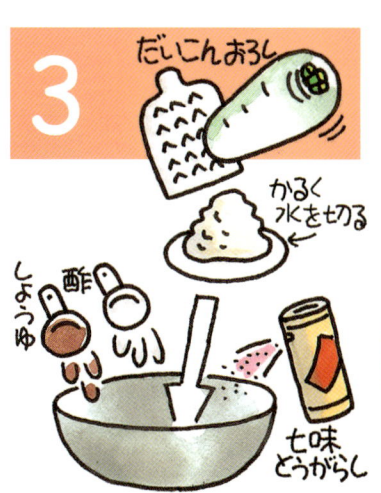

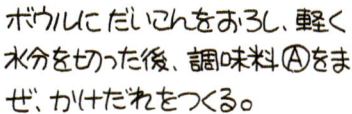

ボウルにだいこんをおろし、軽く水分を切った後、調味料Ⓐをまぜ、かけだれをつくる。

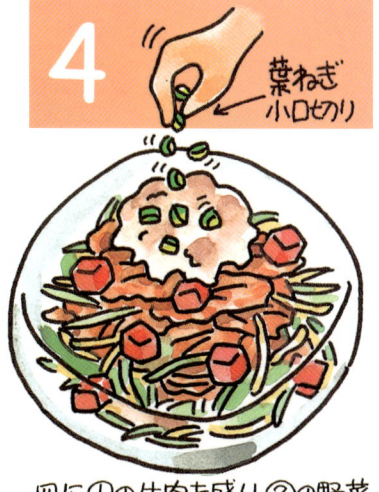

皿に①の牛肉を盛り、②の野菜を飾り、③のたれをかけ、小口切りの葉ねぎを散らす。

　らに、酢の酸味は消化液の分泌を促し、消化を助け、食を進めます。

　調理では、酸味をつけるための調味料として使うほか、魚の生臭みを消したり、野菜や果物に使うとビタミンCの酸化を防いでくれます。また、海藻や魚に使うとカルシウムの吸収がよくなります。

　このような作用のほとんどは、穀物酢や果実酢に含まれるアミノ酸などの有機酸の働きですから、原材料名を見て、米、りんご、ぶどうなどと記載されているものを選んでください。アミノ酸の量は、酢の色で見極めることができます。あめ色が濃いほどアミノ酸が多く含まれていることになります。

◆**静置発酵**：日本の米酢は、米を蒸して麹菌を発酵させ、酵母を加えて酒をつくり、そこに酢酸菌を入れ、酢酸を発酵させてつくります。発酵させるには、酒を容器に入れ、空気を強制的に吹き込む方法と、自然のまま発酵を待つ方法の2種類があります。後者を静置発酵とよび、古来からの製法です。

　料理に使う酢は、「純米酢」や「自然酢」などと表示されているものがお勧めです。

チキンステーキトマト大葉ソース

野菜ドレッシング感覚のソースがやわらかなチキンとぴったり

材料 129 kcal (1人分)

鶏もも肉（30 g×2）	60 g
塩	0.5 g
こしょう・黒	0.5 g
トマト（1/3個）	40 g
しそ（2枚）	3 g
ピーマン・黄	5 g
ソース にんにく・おろし	1 g
ソース しょうゆ	5 g
ソース オリーブ油	3 g
ソース 塩	適宜
ソース こしょう	少々
レタス	10 g

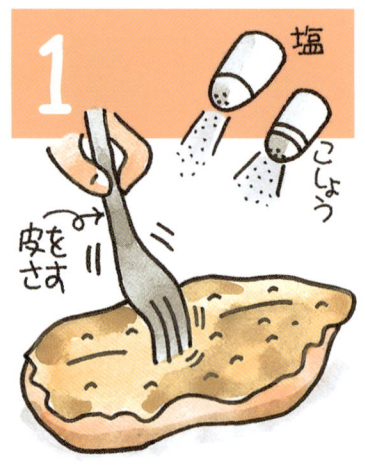

1. 鶏もも肉の皮全体をフォークで刺し、塩・こしょうしておく。

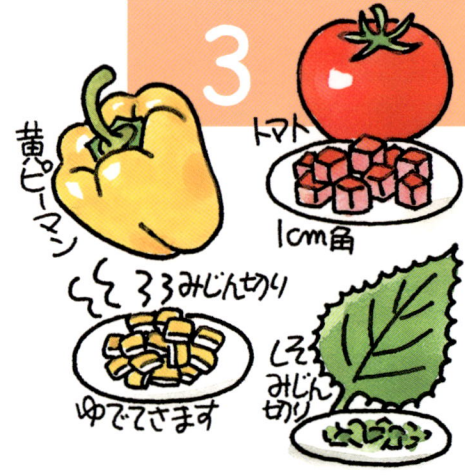

3. トマトは1cm角に、しそはみじん切り、黄ピーマンはみじん切りしてゆでておく。

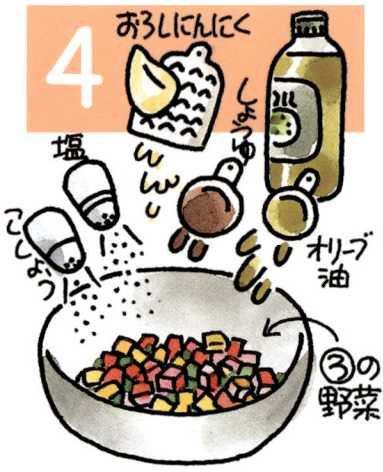

4. ボウルに③の野菜を入れ、おろしにんにく、しょうゆ、オリーブ油、塩、こしょうで味をととのえる。

たんぱく質	脂 質	カルシウム	鉄	ビタミンA	ビタミンB₁	ビタミンB₂	ビタミンC	食物繊維	塩 分
14.2 g	6 g	21 mg	1.6 mg	58 μg	0.1 mg	0.22 mg	15 mg	0.8 g	1.3 g

※ビタミンA：レチノール当量

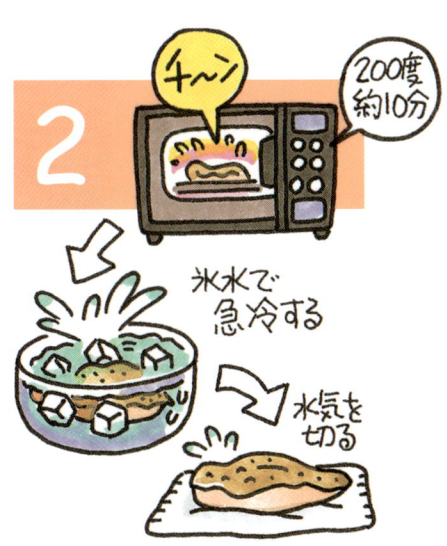

①をオーブンに入れ、焼きあがったらすぐ氷水で急冷。さめたら出し、すぐに水気を切る。

皿にレタスを敷き、上に②の鶏肉をのせ、④のトマト大葉ソースをかける。

📝 MEMO しょうゆのお話 その2

　現在生産されているのは、製造方式では本醸造68％、種類別では濃口85％、等級では特級60％となっています。特級が多くなってきていますが、同じ特級でも価格に2倍以上の差があり選ぶときに迷ってしまいます。JAS法では特級のランクの区分がないので、原材料名で判断するしかありません。

◆**原材料名による格付け**
　①丸大豆、小麦、食塩
　②丸大豆、小麦、食塩、醸造用アルコール＊
　③脱脂加工大豆、小麦、食塩
　④脱脂加工大豆、小麦、食塩、醸造用アルコール＊
　⑤脱脂加工大豆、小麦、食塩、みりん、調味料（アミノ酸等）、醸造用アルコール＊
　＊醸造用アルコールが使用されているものは、その上のランクのしょうゆが約2倍に薄められたものと思えばよい。

　味と値段からみると③のランクがお買い得ということになります。

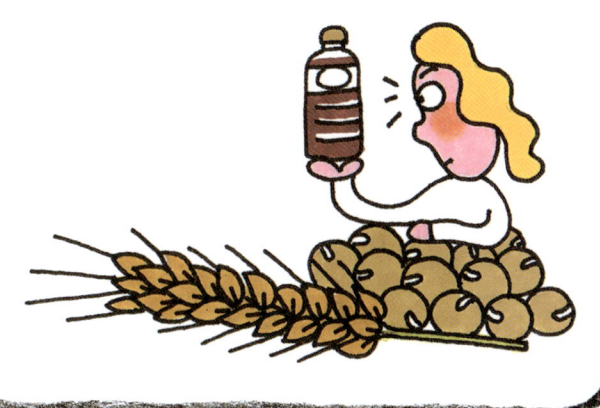

牛肉のグレープフルーツ炒め

肉とフルーツ系のさわやかさが
ベストマッチングのおすすめ料理です

材料　140 kcal
（1人分）

輸入牛もも肉・薄切り	60 g
セロリー	60 g
牛脂	1 g
Ⓐ しょうゆ	7 g
純米酢	4 g
グレープフルーツ	80 g

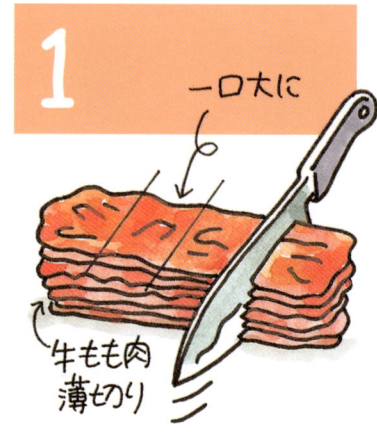

一口大に

牛もも肉薄切り

牛肉を食べやすい大きさに切る。

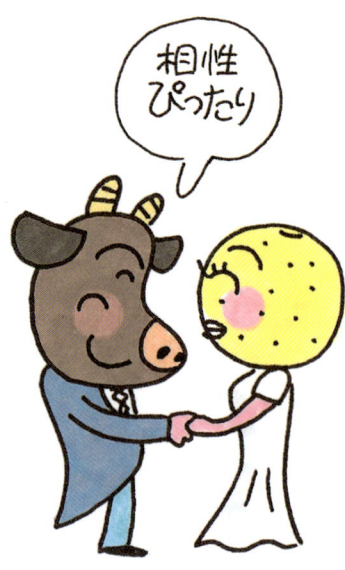

相性ぴったり

グレープフルーツを絞った生ジュース

しょうゆ　酢

④のフライパンに調味料Ⓐと③のグレープフルーツジュースを加え、炒める。

たんぱく質	脂　質	カルシウム	鉄	ビタミンA	ビタミンB₁	ビタミンB₂	ビタミンC	食物繊維	塩　分
15.4 g	3.9 g	40 mg	1.9 mg	5 μg	0.14 mg	0.19 mg	34 mg	1.4 g	1.1 g

※ビタミンA：レチノール当量

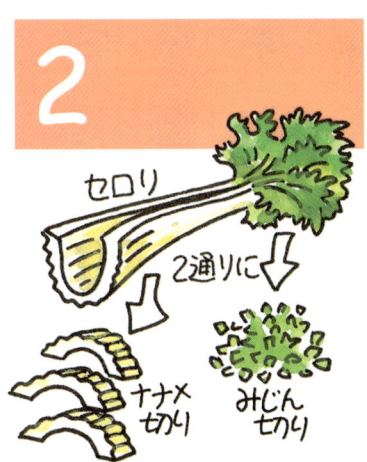

セロリの葉はみじん切り、茎はナナメ切りに食べやすく切る。

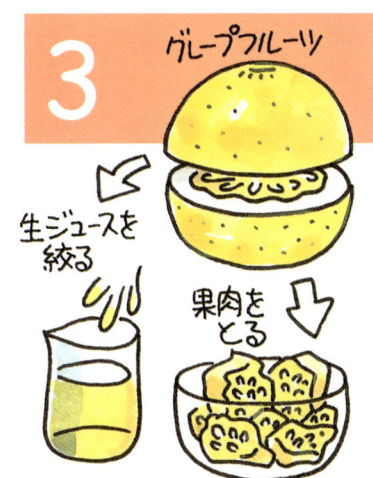

グレープフルーツを横半分に切り、片方は絞ってジュースに、もう一方は果肉を取り出す。

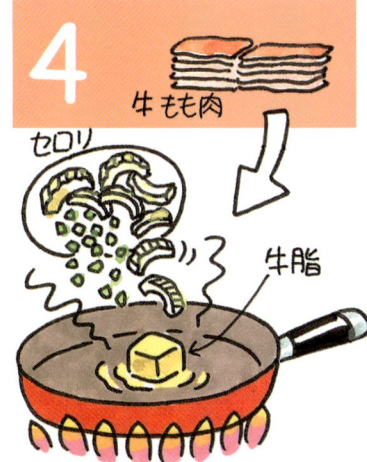

フライパンに牛脂を入れ、②のセロリの茎と葉を炒め、さらに①の牛肉を加え炒める。

火をとめて、③のグレープフルーツ果肉を入れ、まぜあわせる。皿に盛ってできあがり。

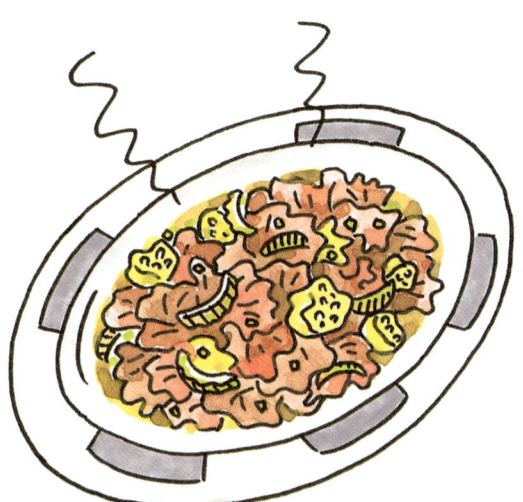

ハンバーグ

市販のオニオンソテーを活用
驚くほど、おいしく軟らかい出来上がり

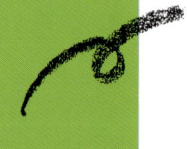 **材料**　300 kcal

(1人分)

牛ひき肉	40 g
豚ひき肉	30 g
オニオンソテー (30%)*1	120 g
Ⓐ 塩	0.5 g
粉チーズ/生パン粉	6 g/5 g
卵	10 g
ナツメグ	少々
Ⓑ デミグラスソース*2	10 g
ブラウンスープストック*3	16 g
赤ワイン	2 g
塩/しょうゆ	各1 g
こしょう・黒	少々
にんじん	50 g
無塩バター	3 g
砂糖	1 g
塩	0.5 g

*1 カゴメ(オニオンソテー)
*2 キスコ(ブラウンルー)
*3 カゴメ(スーゴディカルネ)

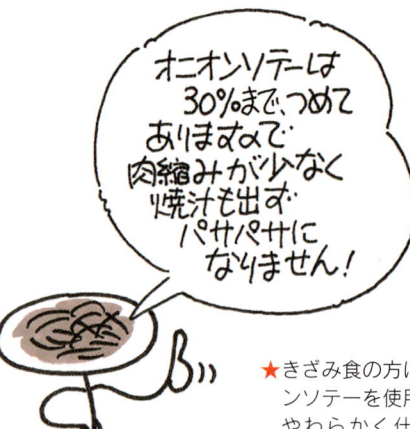

オニオンソテーは30%まで、つめてありますので肉縮みが少なく焼汁も出ずパサパサになりません！

★きざみ食の方に：オニオンソテーを使用すると、やわらかく仕上がるので、きざまなくても食べられます。

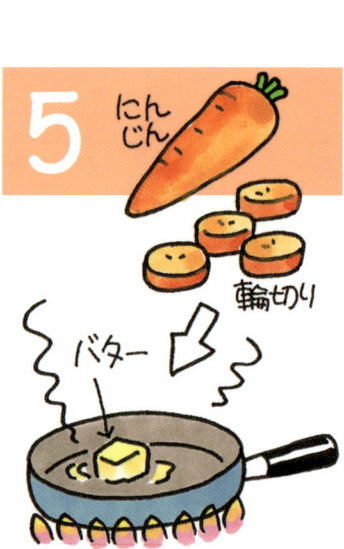

1 牛と豚ひき肉、オニオンソテー、調味料Ⓐをまぜ、よく練る。

5 にんじんの皮をむき、輪切りにし、鍋にバターを溶かし、炒める。

たんぱく質	脂　質	カルシウム	鉄	ビタミンA	ビタミンB_1	ビタミンB_2	ビタミンC	食物繊維	塩　分
17.6 g	14.6 g	89 mg	1.9 mg	425 μg	0.31 mg	0.38 mg	13 mg	3.4 g	2.6 g

※ビタミンA：レチノール当量

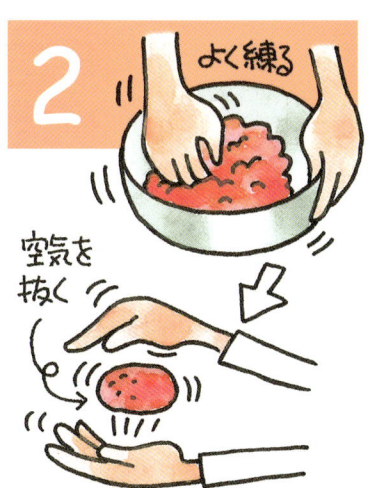

練ったら適量をまるめ、両手の平で上下させ、空気を抜く。

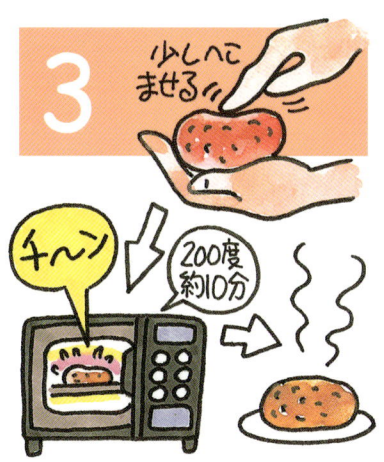

生地の形をととのえ、中央を少しくぼませてオーブンで焼く。

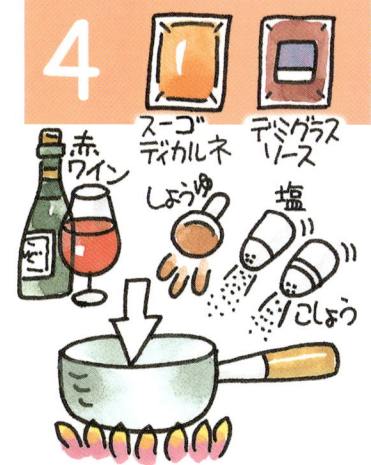

調味料Ⓑをすべて鍋に入れ、火にかけ、ハンバーグソースをつくる。

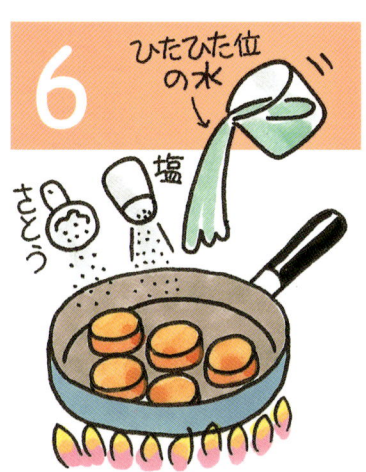

⑤の鍋に水とさとう、塩を入れ柔かく火がとおるまで煮る。

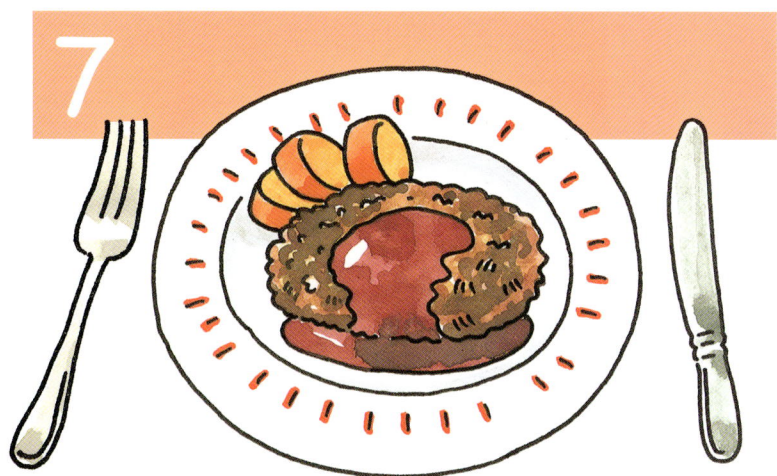

皿に焼きたてのアツアツハンバーグをのせ、⑥のにんじんを飾り、④のソースを上からかける。

ビーフシチュー

身もこころも温まるご馳走！
おいしい笑顔が目に浮かびます

材料 200 kcal
(1人分)

和牛肩ロース・赤肉	40 g
ぶなしめじ	12 g
にんじん	30 g
ブロッコリー	20 g
じゃがいも	60 g
デミグラスソース*1	60 g
ブラウンスープストック*2	16 g
塩	0.5 g
こしょう・黒	0.1 g
赤ワイン	5 g
ローリエ	適宜
にんにく・おろし	2 g
生クリーム（乳）（植）	5 g

＊1 キスコ（ブラウンルー）
＊2 キスコ（フォンドボー）

★ミキサー食におすすめ。

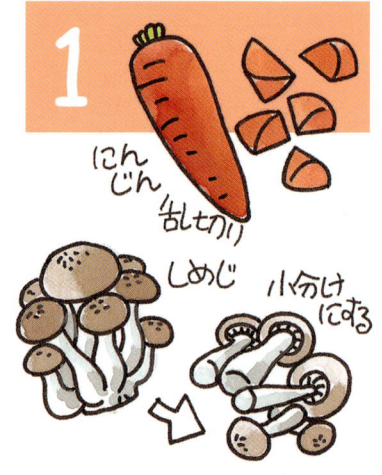

にんじんは皮をむいて乱切り。
しめじは小さくほぐしておく。

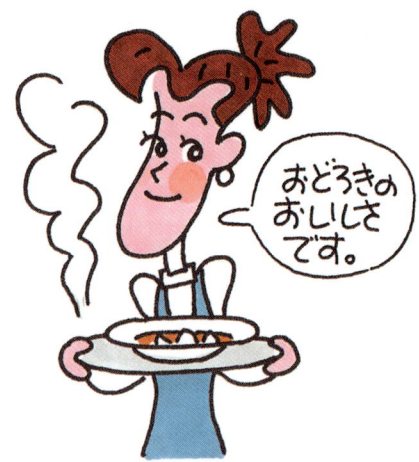

おどろきのおいしさです。

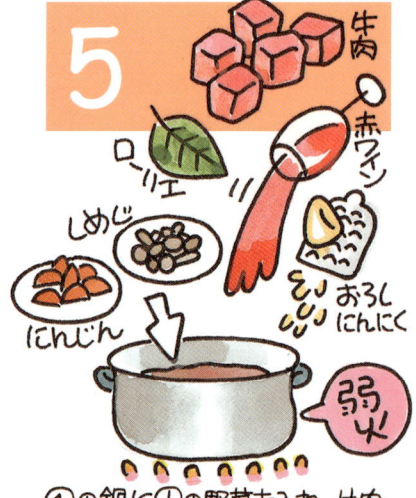

④の鍋に①の野菜を入れ、牛肉、ローリエ、おろしにんにく、赤ワインを加え、弱火でコトコト煮込む。

たんぱく質	脂質	カルシウム	鉄	ビタミンA	ビタミンB$_1$	ビタミンB$_2$	ビタミンC	食物繊維	塩分
9.9 g	10.7 g	24 mg	1.6 mg	243 μg	0.16 mg	0.21 mg	47 mg	2.9 g	1 g

※ビタミンA：レチノール当量

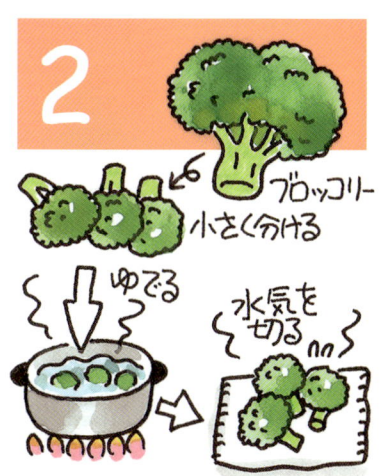

ブロッコリーは小さく房を分け、サッとゆで、水気を切っておく。

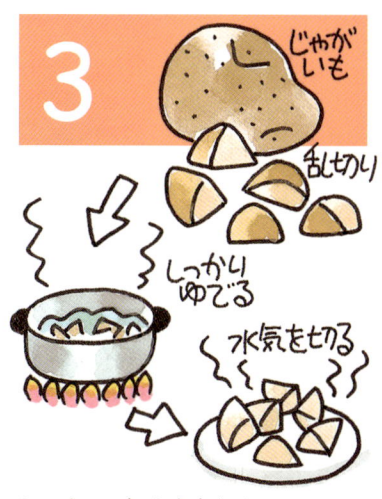

じゃがいもは皮をむき、乱切りし、ゆでて水気を切っておく。

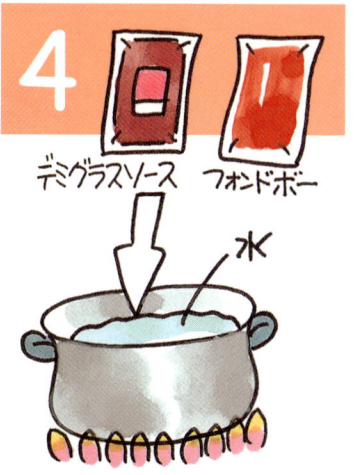

鍋に適量の水とデミグラスソース、フォンドボーを入れ煮たたせる。

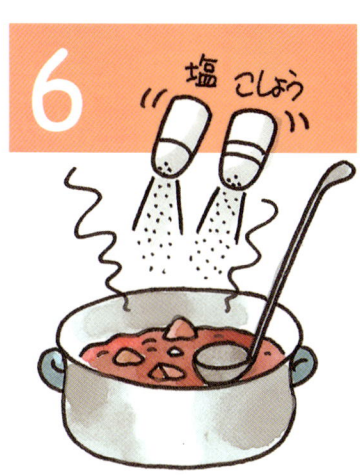

最後に塩・こしょうで味をととのえる。

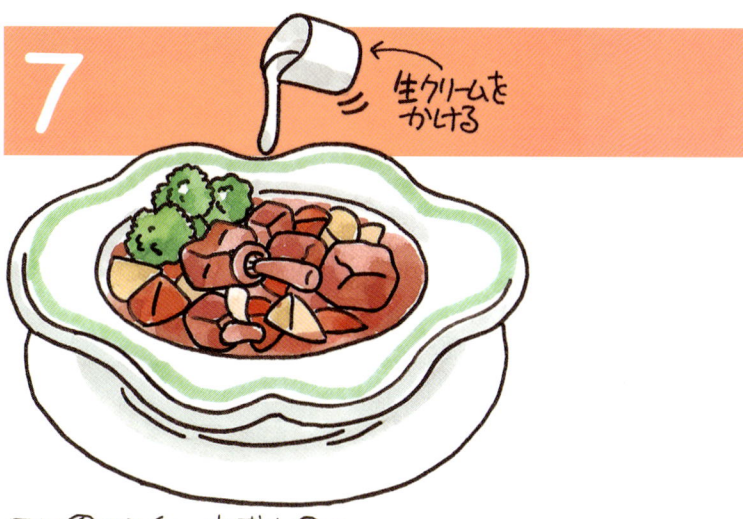

皿に⑥のシチューを盛り、②のブロッコリー、③のじゃがいもを添え、生クリームを上からかける。

蒸し鶏 エシャロットソース

カロリーがあまり気にならない
上品でさわやかな一皿です

材料　130kcal
（1人分）

若鶏もも肉・皮つき	60 g
塩	0.5 g
こしょう・黒	0.1 g
ソース　エシャロット	4 g
白ワイン	5 g
冷凍だし*1 またはブイヨン*2	8 g
塩	0.5 g
こしょう・黒	0.1 g
粒入りマスタード	0.5 g
レタス	10 g
きゅうり	10 g

*1 エバラ（冷凍ガラ15分湯チキン）
*2 キスコ（フレッシュ丸鶏のチキンブイヨン）

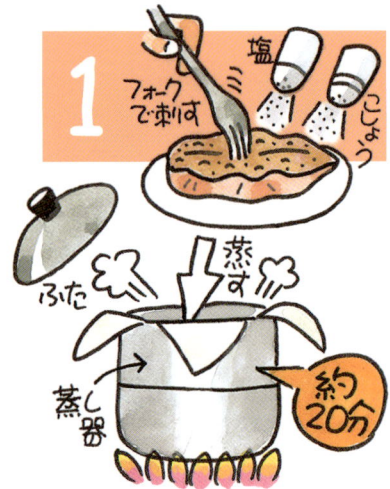

1 鶏もも肉の皮全体をフォークで刺し両面に塩・こしょうして蒸器で蒸す。

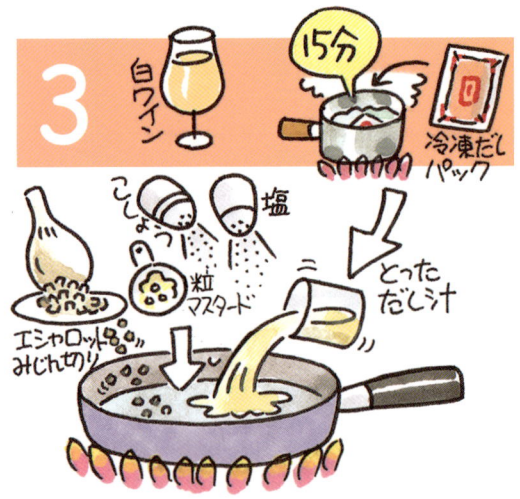

3 鍋にエシャロットみじん切りとだし汁、粒マスタード白ワインを入れ、煮たてた後、塩・こしょうで味をととのえる。

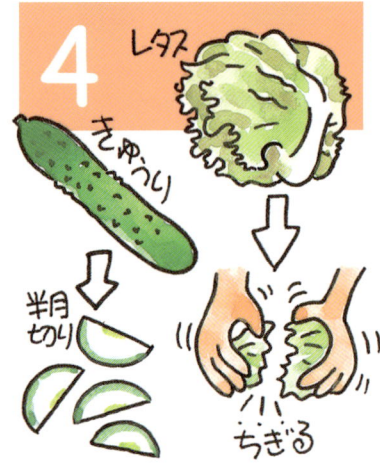

4 きゅうりは、薄い半月切りに、レタスは手で適当な大きさにちぎる。

たんぱく質	脂　質	カルシウム	鉄	ビタミンA
10.1 g	8.5 g	10 mg	0.4 mg	28 μg

ビタミンB₁	ビタミンB₂	ビタミンC	食物繊維	塩　分
0.05 mg	0.12 mg	5 mg	0.7 g	1.1 g

※ビタミンA：レチノール当量

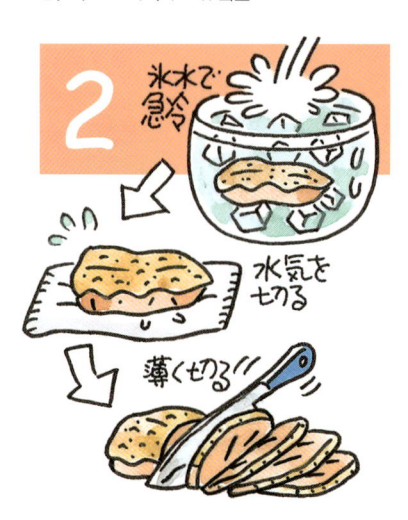

2　氷水で急冷　水気をきる　薄くきる

蒸しあがったらすぐ出し、氷水で急冷し、さめたら水気を切って、薄切りにしておく。

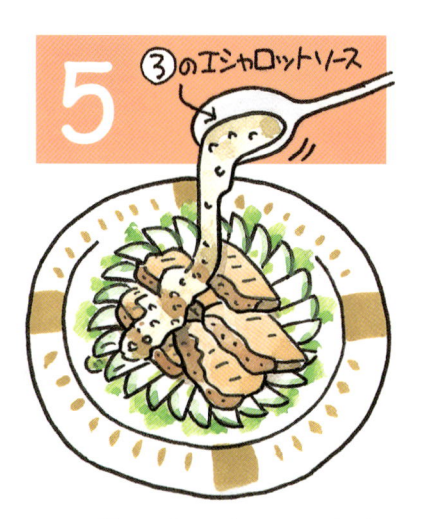

5　③のエシャロットソース

皿に④のレタス、きゅうりを敷き、上に②の蒸し鶏をのせ、上から③のエシャロットソースをかける。

揚げ鶏南蛮漬け　　309 kcal

〈材　料〉　　　　　　　　　　　　　　（1人分）
鶏もも肉（30 g×3）……………………90 g
しょうが・おろし………………………3 g
かたくり粉………………………………5 g
なたね油…………………………………5 g
Ⓐ　純米酢……………………………4 g
　　純米酒……………………………2 g
　　しょうゆ…………………………3 g
　　三温糖……………………………2 g
　　しょうが・おろし………………1 g
　　とうがらし………………………0.1 g
　　葉ねぎ……………………………5 g

〈栄養量〉
たんぱく質　　16 g
脂　質　　　　22.3 g
カルシウム　　13 mg
鉄　　　　　　1 mg
ビタミンA　　57 μg
（レチノール当量）
ビタミンB₁　　0.07 mg
ビタミンB₂　　0.23 mg
ビタミンC　　7 mg
食物繊維　　　0.4 g
塩　分　　　　0.6 g

〈つくり方〉
❶漬け汁：調味料Ⓐを混ぜ合わせる。
❷鶏肉におろししょうがをすりこみ、かたくり粉をまぶして、から揚げにする。
❸鶏肉に火がとおったら、熱いうちに漬け汁に漬ける。

茹で豚肉のちり酢　　82 kcal

〈材　料〉　　　　　　　　　　　　　　（1人分）
豚ロース薄切り（15 g×3）……………45 g
もやし/ほうれんそう……………………各30 g
かけ汁　とうがらし・生……………………0.5 g
　　　　ポン酢………………………………9 g
　　　　葉ねぎ………………………………5 g
　　　　だいこん・おろし…………………30 g

〈栄養量〉
たんぱく質　　11.5 g
脂　質　　　　2.7 g
カルシウム　　23 mg
鉄　　　　　　1.1 mg
ビタミンA　　118 μg
（レチノール当量）
ビタミンB₁　　0.41 mg
ビタミンB₂　　0.16 mg
ビタミンC　　16 mg
食物繊維　　　1.4 g
塩　分　　　　0 g

〈つくり方〉
❶お湯を煮立てて肉をゆで、熱いうちに氷水につけてから水気を切っておく。野菜（食べやすい大きさ）もゆでる。
❷かけ汁：とうがらし、ポン酢、小口切りにしたねぎ、大根おろしを合わせる。
❸皿に豚肉、野菜を盛りつけ、かけ汁をかける。

豚肉トロピカル焼き

香り豊かなフルーツソース
豚肉とのハーモニーが絶品!

材料 235kcal
(1人分)

豚ヒレ肉	60 g
塩	0.1 g
こしょう・黒	0.1 g
小麦粉・薄力粉	2 g
無塩バター	4 g
ほうれんそう	50 g
パインアップル・缶	15 g

煮汁:
白ワイン	40 g
はちみつ	5.5 g
塩	0.1 g
こしょう	少々
レモン	10 g
無塩バター	5 g
パインアップルジュース	40 g

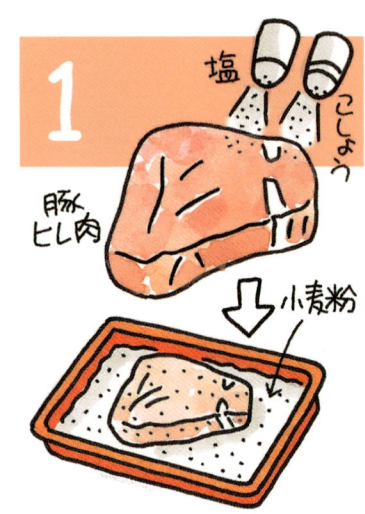

1 豚肉に塩・こしょうし、両面に小麦粉をまぶす。

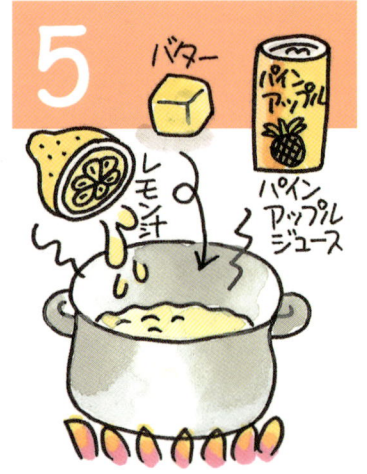

5 ④の鍋にバター、パインアップルジュース、レモン汁を入れる。

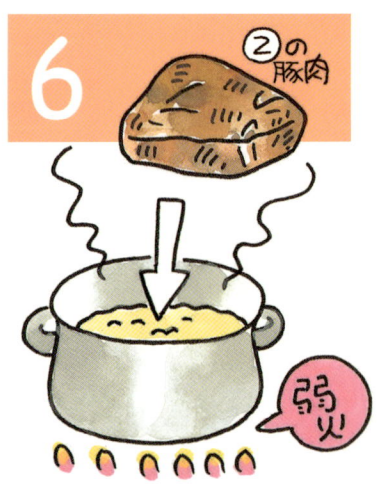

6 ④の鍋がひと煮たちしたら弱火にして②の豚肉を入れ煮込む。

たんぱく質	脂質	カルシウム	鉄	ビタミンA	ビタミンB$_1$	ビタミンB$_2$	ビタミンC	食物繊維	塩分
15.2 g	9 g	44 mg	2.1 mg	248 µg	0.68 mg	0.28 mg	31 mg	2 g	0.3 g

※ビタミンA：レチノール当量

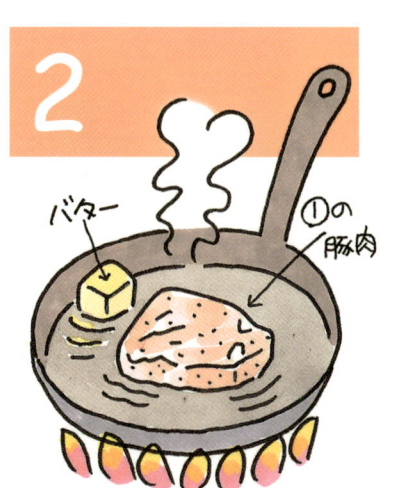

2 フライパンにバターを溶かし、①の豚肉を入れ、両面にコゲ色がつくまで焼き、取り出す。

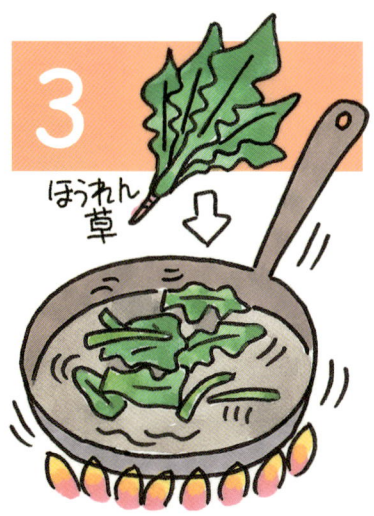

3 ②のフライパンをそのまま利用し、ほうれん草を炒める。

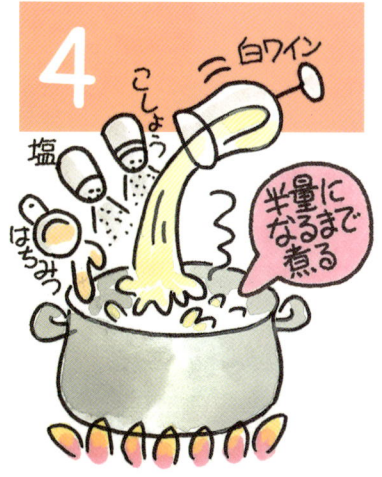

4 鍋に白ワインを入れ煮たたせた後、はちみつ、塩・こしょうを加え、半量になるまで煮つめる。

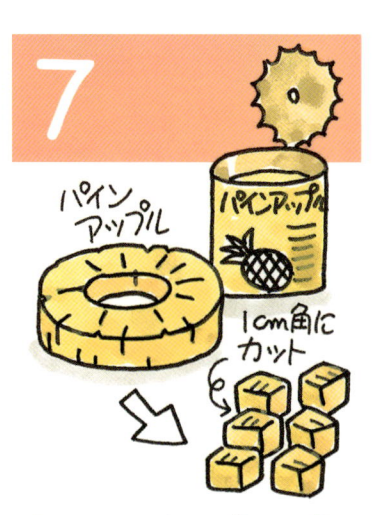

7 パインアップルを1cm角に切る。

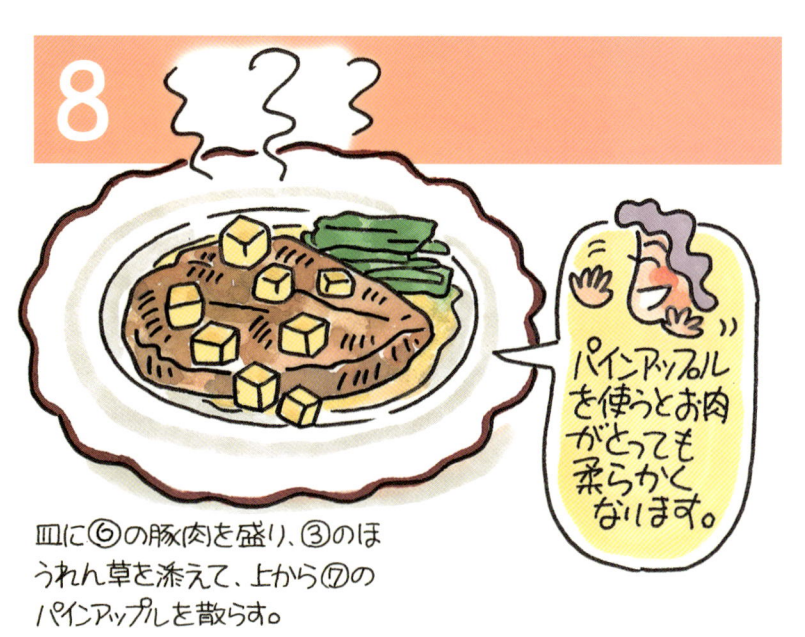

8 皿に⑥の豚肉を盛り、③のほうれん草を添えて、上から⑦のパインアップルを散らす。

パインアップルを使うとお肉がとっても柔らかくなります。

ポークビーンズ

主役は豚とお豆さん
仲をとりもつトマトがいい仕事してます

材料 238 kcal
（1人分）

だいず・ゆで	50 g
豚肩ロース・小間	15 g
じゃがいも	50 g
たまねぎ/にんじん	70 g/30 g
なたね油	2 g
トマト・ホール缶	10 g
トマトペースト	5 g
スープストック*	16 g
ローリエ	適宜
にんにく・おろし	1 g
Ⓐ しょうゆ	1 g
塩	0.6 g
こしょう・黒	0.3 g
パセリ	1 g

＊カゴメ（ブロードティポッロ）またはキスコ（ブイヨン）

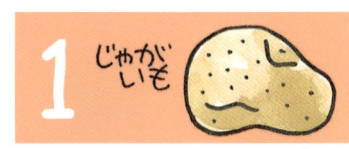

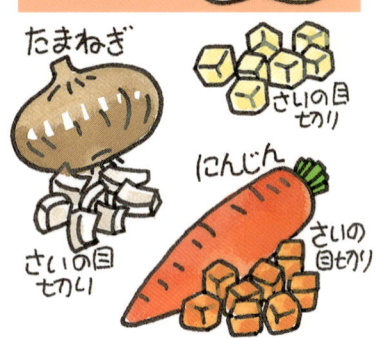

1 じゃがいも、たまねぎ、にんじんは皮をむき、さいの目切りにする。

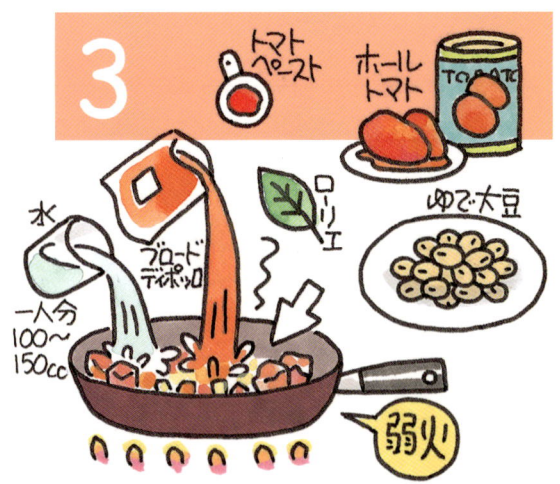

3 ②の鍋にブロードティポッロと水を入れ、さらにトマトペースト、ホールトマト、ゆで大豆、ローリエを入れて弱火でコトコト煮る。

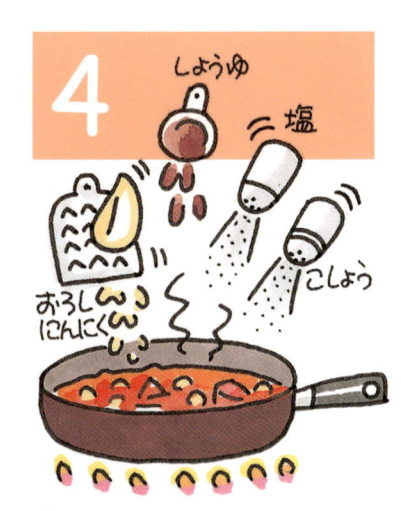

4 煮えてきたら、おろしにんにくを入れ、調味料Ⓐで味をととのえる。

たんぱく質	脂 質	カルシウム	鉄	ビタミンA
12.8 g	9.6 g	68 mg	1.8 mg	244 μg

ビタミンB₁	ビタミンB₂	ビタミンC	食物繊維	塩 分
0.3 mg	0.14 mg	28 mg	6.4 g	1.2 g

※ビタミンA：レチノール当量

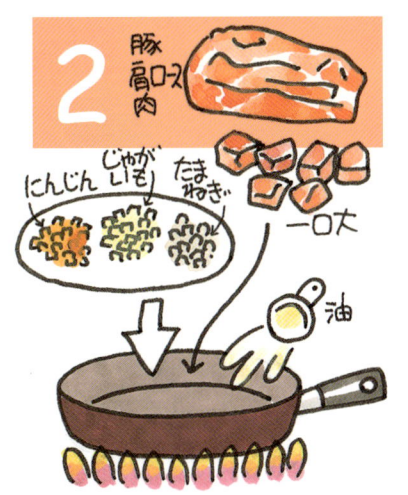

2 鍋に油を入れ、一口大に切った豚肉を①の野菜と一緒にサッと炒める。

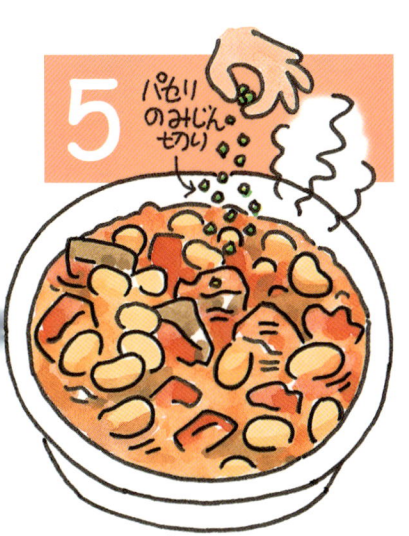

5 器に④を盛り、みじん切りにしたパセリを上から散らす。

ポークピカタ大根おろし添え　195 kcal

〈材　料〉　　　　　　　　　　　　（1人分）
- 豚ロース・薄切り……………………50 g
- 塩………………………………………0.5 g
- こしょう・黒…………………………0.5 g
- 小麦粉・薄力粉…………………………5 g
- 卵………………………………………10 g
- 粉チーズ…………………………………5 g
- パセリ……………………………………1 g
- なたね油…………………………………1 g
- 青しそ……………………………………1 g
- だいこん………………………………40 g
- ポン酢…………………………………10 g

〈栄養量〉
たんぱく質	12 g
脂質	11.8 g
カルシウム	44 mg
鉄	0.6 mg
ビタミンA	25 μg
（レチノール当量）	
ビタミンB₁	0.37 mg
ビタミンB₂	0.24 mg
ビタミンC	2 mg
食物繊維	0.2 g
塩　分	0.7 g

〈つくり方〉
❶卵を割りほぐし、粉チーズ、みじん切りのパセリを混ぜる。
❷塩・こしょうした肉に小麦粉をまぶし、①をつけてフライパンで焼く。
❸大根をおろして軽く汁気を絞り、みじん切りのしそと合わせ、ポン酢で味をととのえ、ポークピカタに添える。

豚肉マスタード焼き　287 kcal

〈材　料〉　　　　　　　　　　　　（1人分）
- 豚ロース・脂身つき…………………80 g
- 塩/こしょう・黒……………… 1 g/0.5 g
- 粒入りマスタード……………………10 g
- 生クリーム（植）……………………10 g
- なたね油…………………………………1 g
- さやえんどう……………………………3 g
- プチトマト……………………………10 g
- 塩………………………………………0.5 g

〈栄養量〉
たんぱく質	17.1 g
脂質	21.9 g
カルシウム	24 mg
鉄	0.6 mg
ビタミンA	11 μg
（レチノール当量）	
ビタミンB₁	0.59 mg
ビタミンB₂	0.14 mg
ビタミンC	4 mg
食物繊維	0.2 g
塩　分	2 g

〈つくり方〉
❶粒入りマスタードと生クリームを混ぜる。
❷塩・こしょうした肉に①を塗り、オーブンで焼く（200度10～15分）。
❸プチトマトは塩をふってオーブンで焼き、さやえんどうはゆでる。豚肉を皿に盛り、プチトマト、さやえんどうを添える。

肉団子の甘酢あんかけ

団子はなぜかホ〜ッとします
トロ〜リ甘酸っぱさが口いっぱいに

材料　298 kcal
（1人分）

豚ひき肉	60 g
オニオンソテー（30%）	132 g
パン粉・乾燥	4.5 g
マヨネーズ	5.6 g
塩/こしょう・黒	0.5 g/0.2 g
冷凍だし*1 またはブイヨン*2	16 g
Ⓐ 砂糖	5.4 g
純米酢	9 g
純米酒	9 g
ケチャップ	10.8 g
かたくり粉	1.8 g
ピーマン・緑	20 g
チンゲンサイ	15 g

*1 キスコ（ブラウンルー）
*2 カゴメ（スーゴディカルネ）

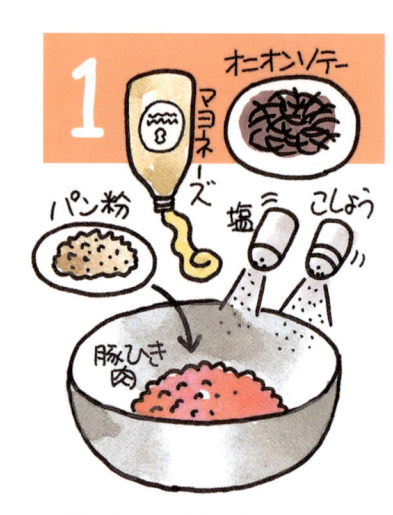

1 ボウルに、ひき肉、オニオンソテー、マヨネーズ、パン粉、塩、こしょうを入れる。

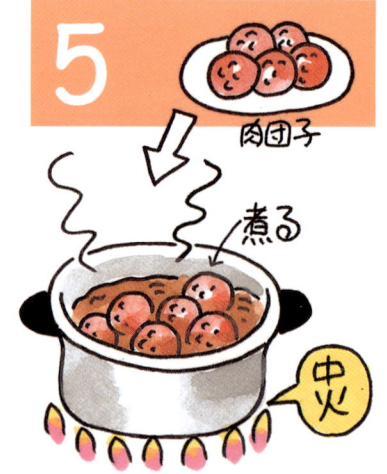

5 ④の鍋に②の肉団子を入れ、肉の中に火が通るまで中火で煮る。

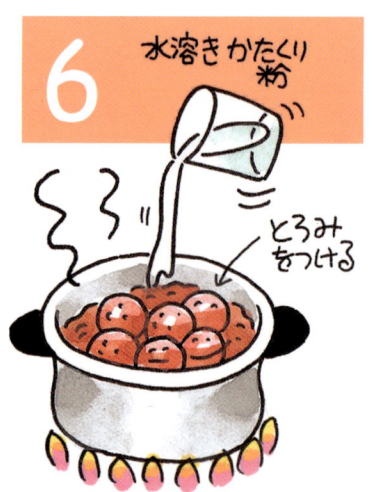

6 ⑤の鍋に水溶きかたくり粉を入れとろみをつける。

たんぱく質	脂質	カルシウム	鉄	ビタミンA	ビタミンB₁	ビタミンB₂	ビタミンC	食物繊維	塩分
13.9 g	13.8 g	54 mg	1.5 mg	46 µg	0.44 mg	0.19 mg	32 mg	3.1 g	1.1 g

※ビタミンA：レチノール当量

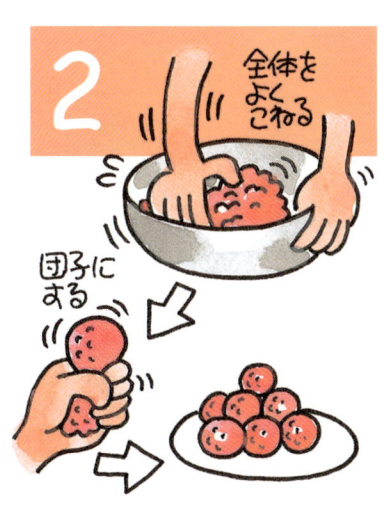

2 全体をよくこねる／団子にする
①を手でよくこねてから、手で丸めて団子にする。

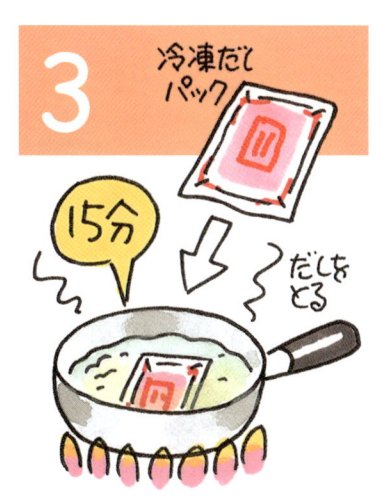

3 冷凍だしパック／15分／だしをとる
鍋に適量の水と冷凍だしパックを入れ、だしをとる。

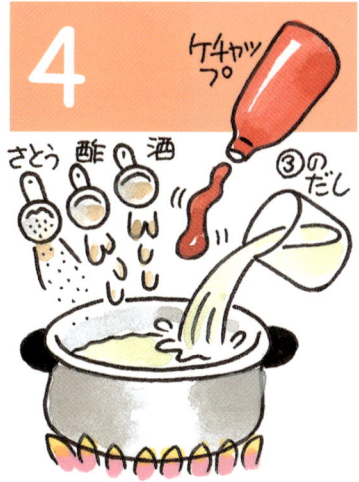

4 さとう／酢／酒／ケチャップ／③のだし
鍋に③のだしと調味料Ⓐを入れ煮る。

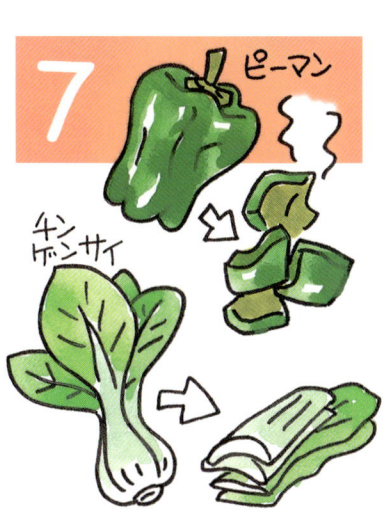

7 ピーマン／チンゲンサイ
ピーマン、チンゲンサイは一口大に切り、ゆでて水気をきる。

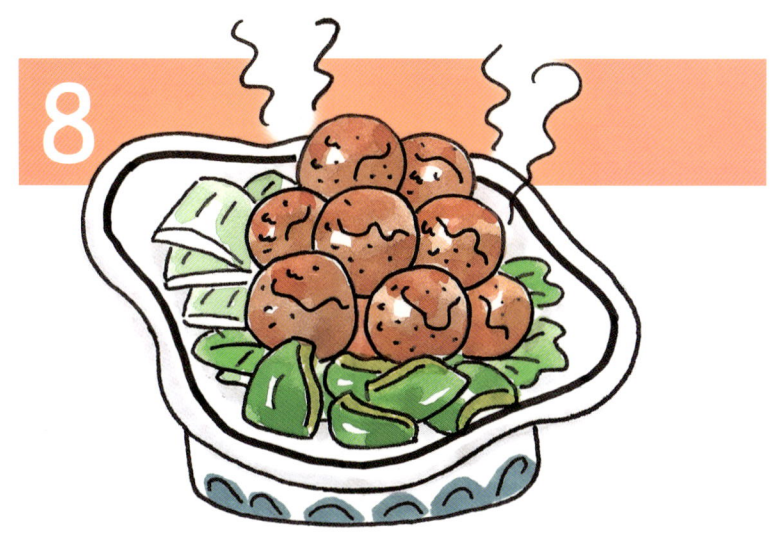

8
器に⑥の肉団子を盛り、⑦のピーマン、チンゲンサイを添える。

手づくり焼売

つくってみると意外と簡単
誰にも喜ばれる人気の一品

材料　188kcal
（1人分）

豚ひき肉	30 g
鶏ひき肉	30 g
オニオンソテー（85%）	58 g
乾しいたけ	1 g
かたくり粉	10 g
塩	0.5 g
こしょう・黒	0.5 g
グリンピース・冷凍	1 g
はくさい	30 g
チンゲンサイ	40 g
しょうゆ	5 g
練りからし	0.3 g

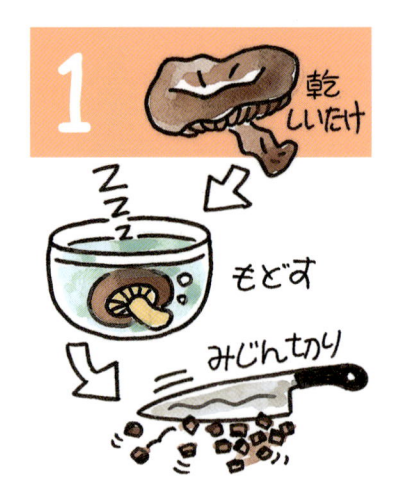

1 乾しいたけを水で戻し、みじん切りにする。

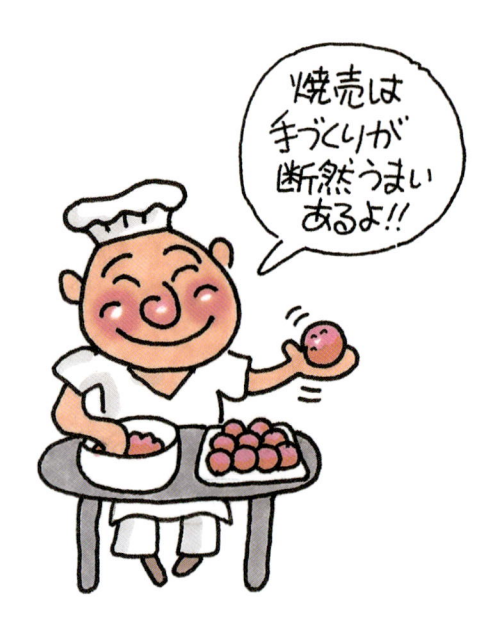

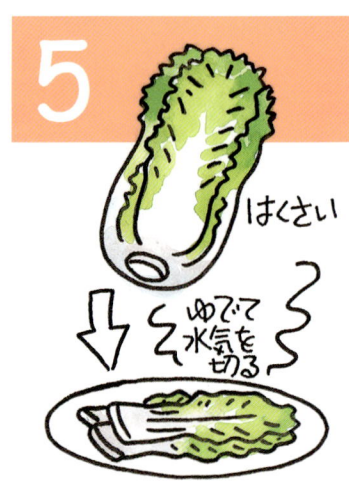

「焼売は手づくりが断然うまいあるよ!!」

5 はくさいの葉を一枚ずつはずし、ゆでておく。

たんぱく質	脂質	カルシウム	鉄	ビタミンA	ビタミンB₁	ビタミンB₂	ビタミンC	食物繊維	塩分
13.6 g	7.3 g	76 mg	1.6 mg	87 µg	0.27 mg	0.2 mg	21 mg	2.3 g	1.4 g

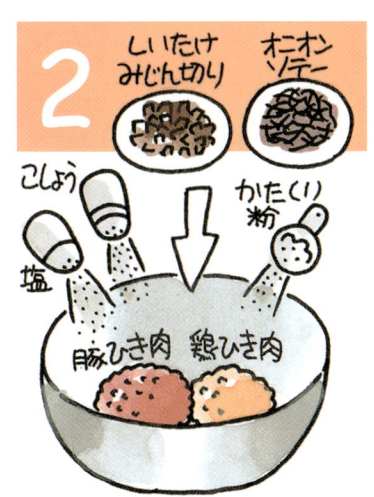

※ビタミンA：レチノール当量

2
ボウルに豚・鶏ひき肉、①のしいたけ、オニオンソテー、かたくり粉を入れ、塩・こしょうする。

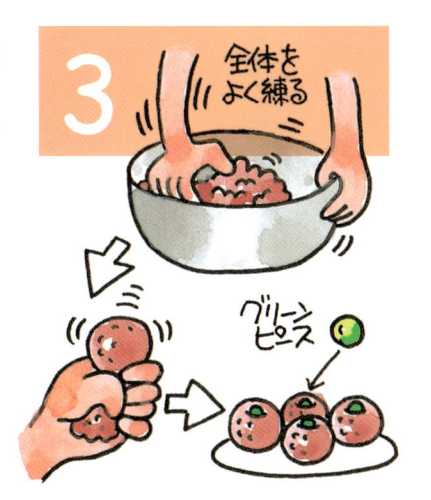

3
全体をよく練ったら、手で丸め団子にし、上にグリーンピースをのせる。

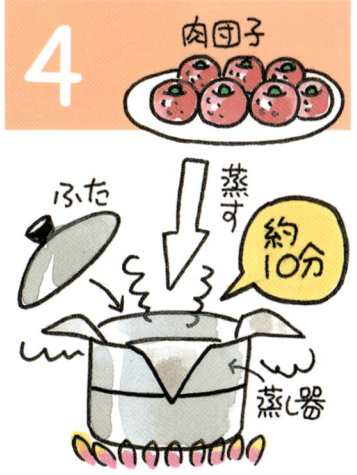

4
蒸し器に③の肉団子を入れ、蒸す。

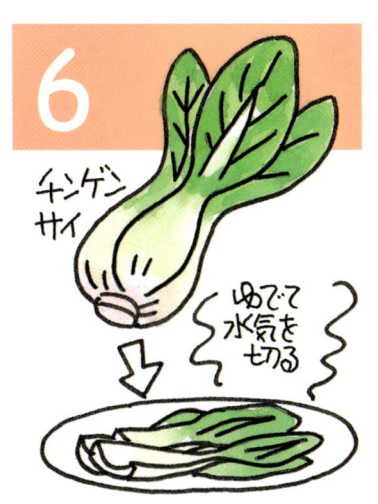

6
チンゲンサイは、タテ4つ割りにして、ゆでておく。

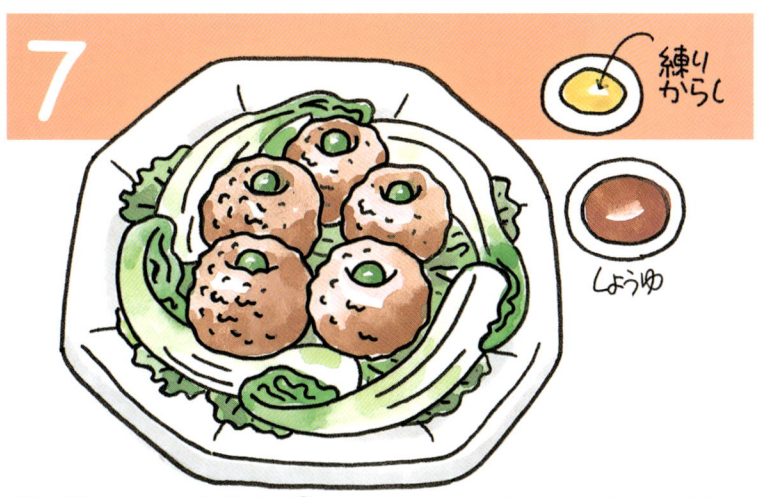

7
皿に⑤のハクサイを敷き、④の肉団子を盛り、まわりに⑥のチンゲンサイを添える。

小皿に練りからしとしょうゆを入れる。

茹で豚と野菜の梅ドレッシング

油を入れないドレッシング
すっきり、さっぱり何にでもよく合います

材料　177kcal （1人分）

材料	分量
豚もも肉・しゃぶしゃぶ用（10g×5）	50g
わけぎ	30g
根深ねぎ	20g
塩	1g
レタス	30g
湯通し塩蔵わかめ・塩抜き	10g
うめ・調味漬	20g
Ⓐ 砂糖	10g
Ⓐ 純米酢	24g
Ⓐ しょうゆ	6g
プチトマト	10g

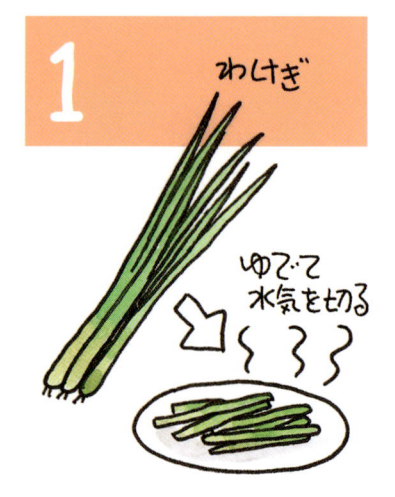

1 わけぎ／ゆでて水気を切る

わけぎを適当な長さに切って、ゆでたら水気を切る。

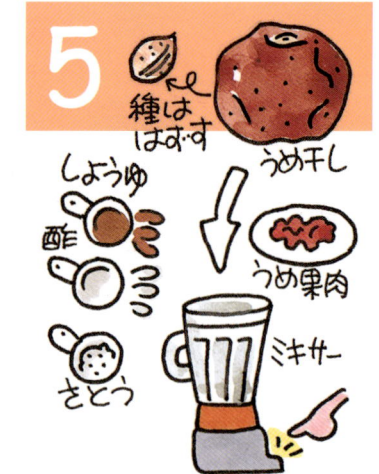

5 種ははずす／うめ干し／しょうゆ／酢／うめ果肉／ミキサー／さとう

うめ干しの種をはずし、ミキサーに入れ、調味料Ⓐを加え、よくかきまぜる。

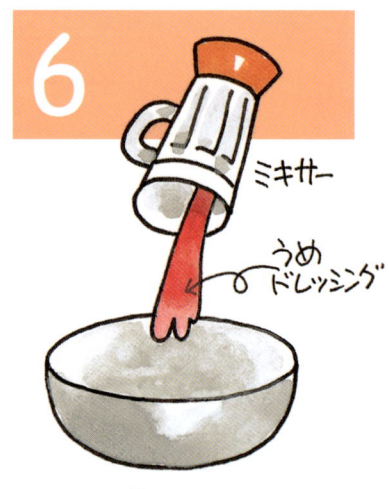

6 ミキサー／うめドレッシング

ボウルに⑤のうめをあける。

たんぱく質	脂質	カルシウム	鉄	ビタミンA	ビタミンB_1	ビタミンB_2	ビタミンC	食物繊維	塩分
12.1 g	5.3 g	56 mg	1 mg	81 μg	0.51 mg	0.17 mg	17 mg	2.7 g	2.4 g

※ビタミンA：レチノール当量

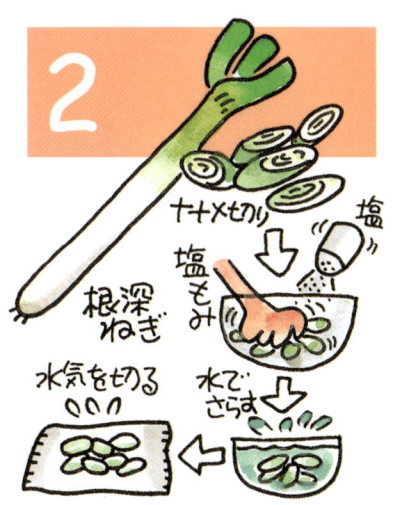

2 根深ねぎをナナメ切りにし、塩をふってもみ、水でさらしたら、水気を切る。

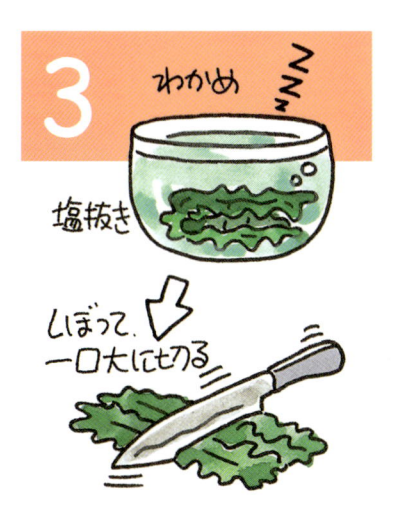

3 わかめは、水に入れ塩抜きした後、一口大に切る。

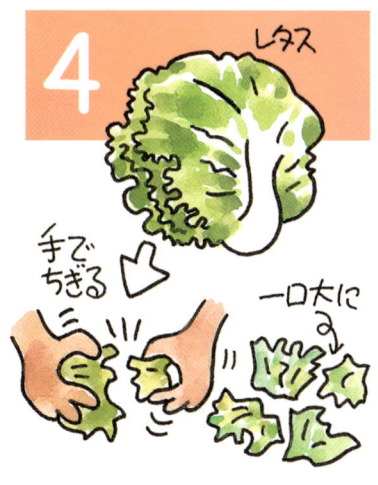

4 レタスは手でちぎって、一口大にする。

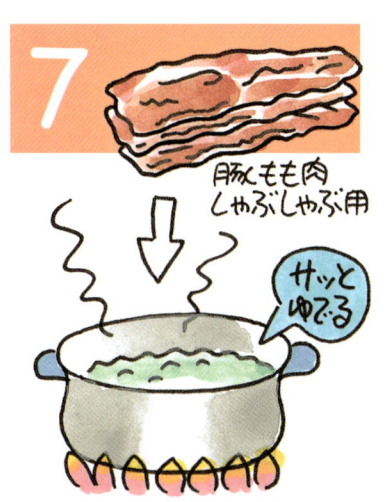

7 鍋に湯をわかし、しゃぶしゃぶ用豚肉をサッとゆでて、水気を切る。

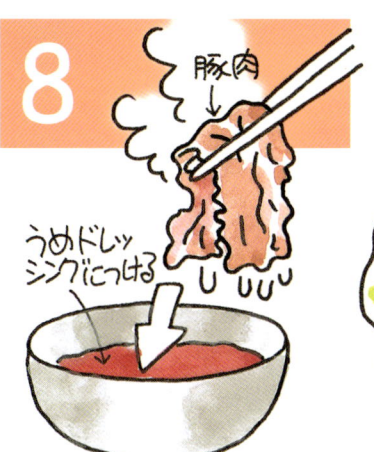

8 ⑥の梅ドレッシングに⑦の豚肉を熱いうちにサッと漬け込む。

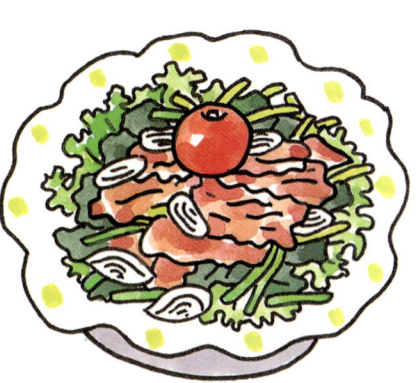

皿にレタスを敷き、①②③をまぜあわせ、上にのせ、⑧の豚肉を盛り、プチトマトを飾る。

35

鶏肉の煮込み

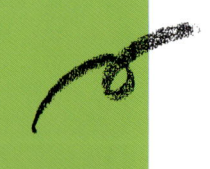

コトコト煮込むことで、やさしい味に
緑黄色野菜もたっぷりです

材料 414 kcal
（1人分）

鶏もも肉・皮なし	60 g
塩／こしょう・黒	1 g／0.5 g
小麦粉・薄力粉	6 g
にんにく	2 g
オリーブ油	5.2 g
無塩バター	5 g
マッシュルーム／たまねぎ	20 g／30 g
にんにく・おろし	3 g
無塩バター	16 g
砂糖	5 g
赤ワイン	36 g
ブラウンスープストック*	16 g
にんじん／じゃがいも	20 g／40 g
ブロッコリー	20 g

＊キスコ（フォンドボー）

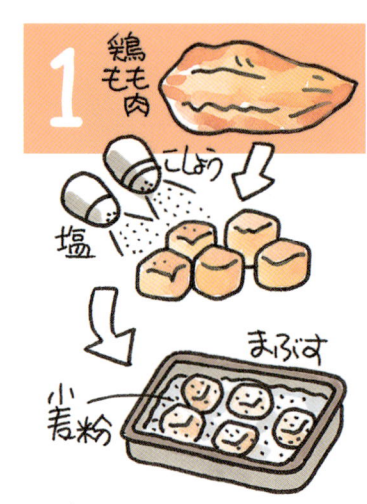

1 鶏肉を一口大に切り、塩・こしょうをして、小麦粉をまぶしておく。

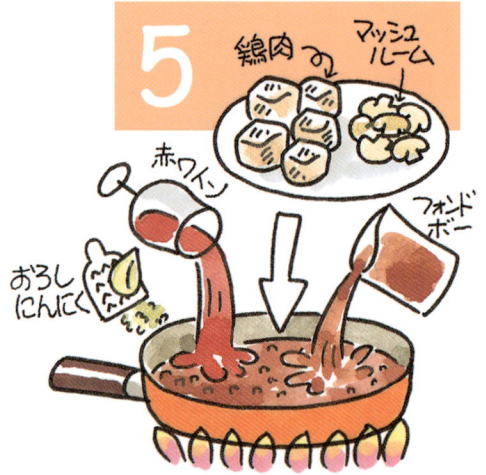

5 ④の鍋に②の鶏肉、③のマッシュルーム、赤ワイン、フォンドボー、おろしにんにくを加え、強火にかける。

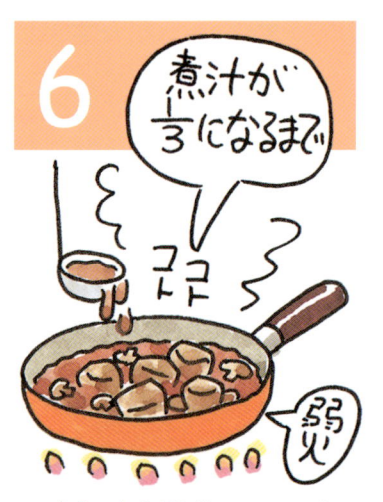

6 ふっとうしたら弱火にし、アクをていねいに取りながら、煮汁が⅓になるまでコトコト煮込む。

たんぱく質	脂質	カルシウム	鉄	ビタミンA	ビタミンB$_1$	ビタミンB$_2$	ビタミンC	食物繊維	塩分
15 g	25.4 g	35 mg	1.4 mg	343 μg	0.16 mg	0.28 mg	44 mg	3.1 g	1.4 g

※ビタミンA：レチノール当量

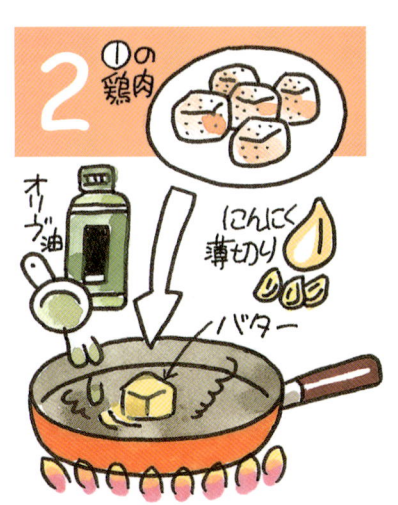

2
①の鶏肉／オリーブ油／にんにく薄切り／バター

鍋にオリーブ油、バターを熱し、薄切りにんにく、①の鶏肉を炒め、きつね色になったら取り出す。

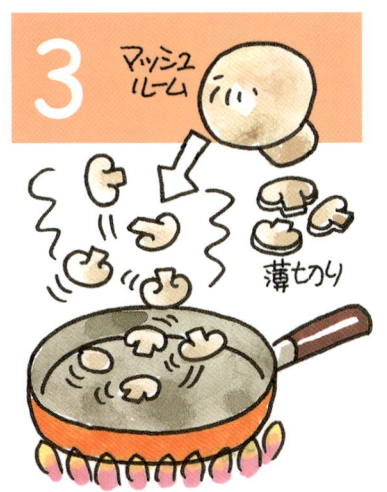

3
マッシュルーム／薄切り

その鍋を使って、スライスしたマッシュルームを炒め取り出しておく。

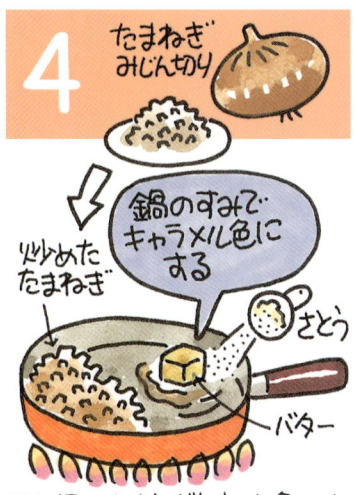

4
たまねぎみじん切り／炒めたたまねぎ／鍋のすみでキャラメル色にする／さとう／バター

同じ鍋でたまねぎをきつね色に炒めたらスミに寄せ、あいた所でバター、さとうを溶かし、キャラメル色にする。

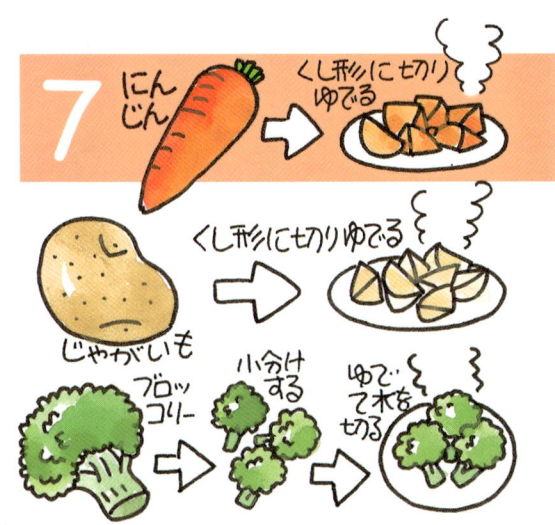

7
にんじん → くし形に切りゆでる
じゃがいも → くし形に切りゆでる
ブロッコリー → 小分けする → ゆでて水を切る

にんじん、じゃがいもは皮をむき、5cmの長さのくし形に切り、塩ゆでする。ブロッコリーは食べやすいよう、小分けし、塩ゆでする

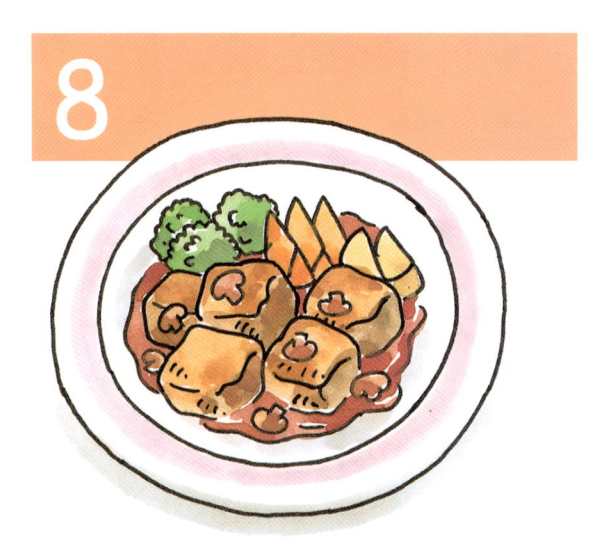

8
皿に⑥の煮込みを盛り、⑦の野菜を彩りよく添える。

鶏 つけ焼き

ジューシーでやわらかいチキン
つけ汁もムダなくソースに使います

材料　222kcal
（1人分）

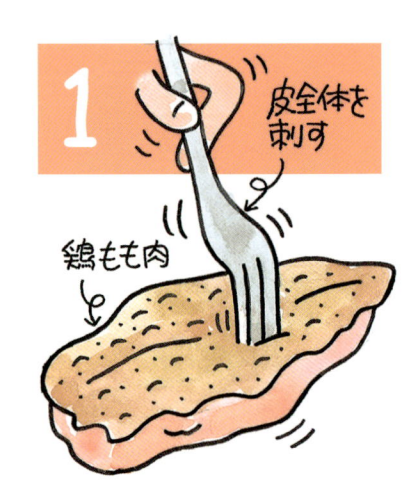

鶏もも肉・皮つき	60 g
Ⓐ 甜麺醤	7 g
純米酒	3 g
ごま油	1 g
しょうゆ	2 g
トマト	60 g
粉チーズ	3 g
塩	1 g
オレガノ	適宜
じゃがいも	30 g
塩	1 g
こしょう・黒	1 g

1 皮全体を刺す　鶏もも肉

鶏もも肉の皮全体をフォークで刺しておく。

5 ②の鶏肉を漬けた汁　少し煮つめる

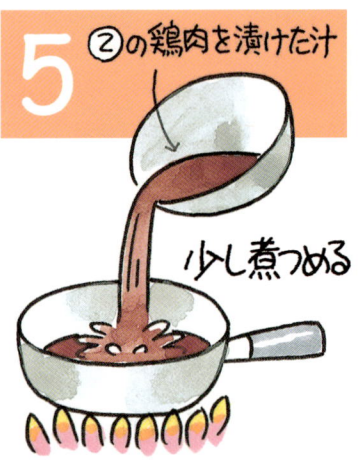

②で使った調味液を鍋に入れ、少し煮つめて、かけソースとする。75度以上になることを確認する。

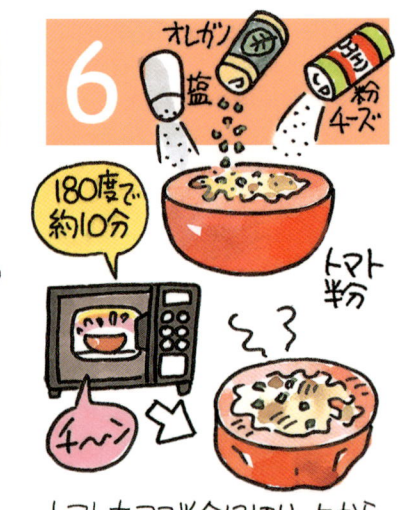

6 オレガノ　塩　粉チーズ　180度で約10分　トマト半分

トマトをヨコ半分に切り、上から、塩、オレガノ、粉チーズをふりかけ、オーブンで焼く。

たんぱく質	脂質	カルシウム	鉄	ビタミンA	ビタミンB$_1$	ビタミンB$_2$	ビタミンC	食物繊維	塩分
12.2 g	13.1 g	35 mg	1.1 mg	56 μg	0.11 mg	0.24 mg	20 mg	1 g	2.6 g

※ビタミンA：レチノール当量

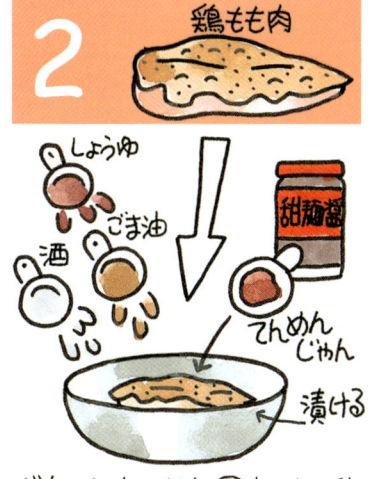

2
鶏もも肉
しょうゆ／酒／ごま油／てんめんじゃん／甜麺醤
漬ける

ボウルに調味液Ⓐを入れ、鶏肉をしばらく漬け込む。

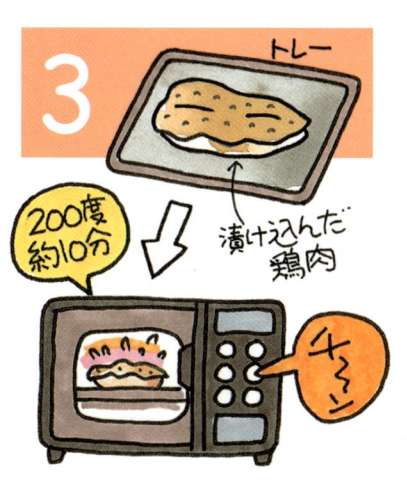

3
トレー
漬け込んだ鶏肉
200度約10分
チン

漬け込んだ②の鶏肉を取り出し、オーブンに入れて焼く。

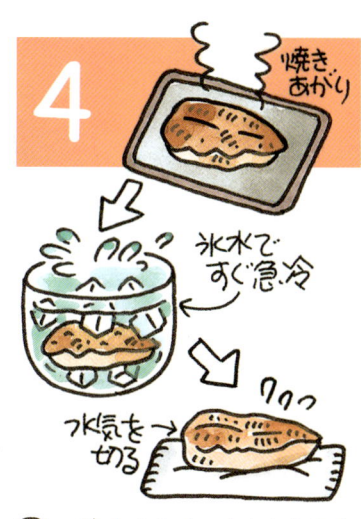

4
焼きあがり
氷水ですぐ急冷
水気を切る

③の鶏肉が焼きあがったらすぐ氷水で急冷。さめたら出して水気を切っておく。

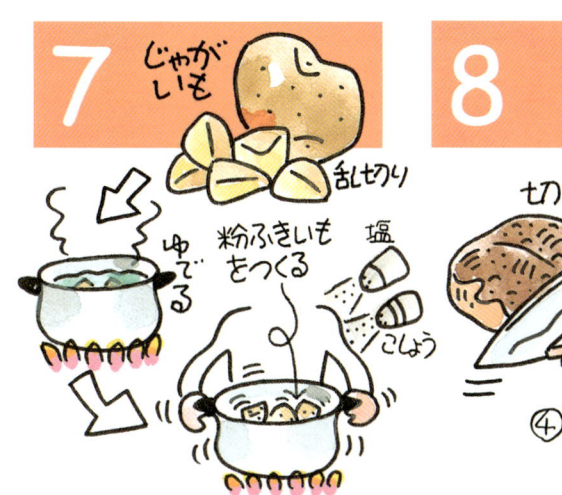

7
じゃがいも
乱切り
ゆでる
粉ふきいもをつくる
塩・こしょう

じゃがいもを乱切りし、ゆであがったら湯を捨て、塩・こしょうし、カラ炒りして水分をとばし、粉ふきいもにする。

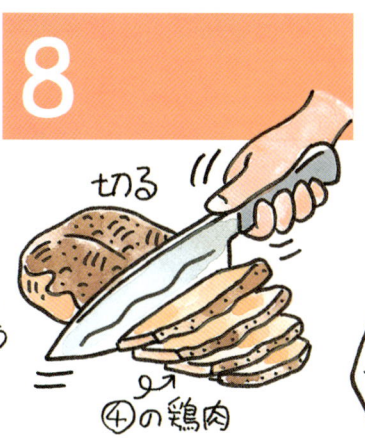

8
切る
④の鶏肉

④の鶏肉を薄切りし、皿に盛り、⑥の焼トマト、⑦の粉ふきいもを付け合わせる。

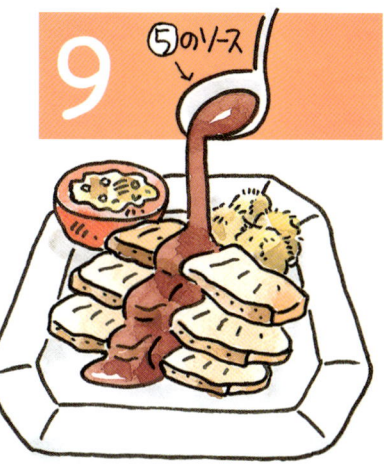

9
⑤のソース

皿に盛りつけ、上から⑤のソースをかける。

39

高菜と豚肉の炒め物　　106 kcal

〈材　料〉　　　　　　　　（1人分）
豚もも肉・脂身つき……………………30 g
もやし………………………………………80 g
にんじん……………………………………10 g
たかな漬……………………………………30 g
ごま油………………………………………2 g
純米酒………………………………………2 g
かき油………………………………………4 g
こしょう・黒………………………………0.1 g

〈つくり方〉
❶にんじんはせん切り、たかな漬はざく切りにする。
❷フライパンでごま油を熱して肉を炒め、火がとおったらにんじんを入れて、さらに炒める。次に、もやし、たかな漬を入れて炒め、酒、こしょう、かき油で味をととのえる。

〈栄養量〉
たんぱく質	8.7 g
脂　　質	5.2 g
カルシウム	59 mg
鉄	1.2 mg
ビタミンA	167 µg
(レチノール当量)	
ビタミンB₁	0.33 mg
ビタミンB₂	0.15 mg
ビタミンC	16 mg
食物繊維	2.9 g
塩　　分	2.1 g

筑前煮　　224 kcal

〈材　料〉　　　　　　　　（1人分）
鶏もも肉・皮つき………………………50 g
ごぼう………………………………………50 g
さといも・冷凍……………………………40 g
にんじん……………………………………20 g
乾しいたけ…………………………………1 g
結び昆布（1個）…………………………1 g
こんにゃく…………………………………10 g
さやえんどう………………………………5 g
　　三温糖……………………………3 g
　　しょうゆ…………………………5 g
Ⓐ　純米酒……………………………2 g
　　本みりん…………………………1 g
　　顆粒だし*…………………………2 g
＊マルハチ村松（鰹の素ゴールド印）

〈つくり方〉
❶野菜、肉類は食べやすい大きさに切る。
❷なべに材料、ひたひたのだし汁、調味料Ⓐを入れて煮る。
❸②を器に盛り、ゆでたさやえんどうを添える。

💡落とし蓋をして、弱火でコトコト煮る。コトコト煮ることで、やわらかく仕上がる。

〈栄養量〉
たんぱく質	11.9 g
脂　　質	9.7 g
カルシウム	56 mg
鉄	1.3 mg
ビタミンA	178 µg
(レチノール当量)	
ビタミンB₁	0.12 mg
ビタミンB₂	0.18 mg
ビタミンC	8 mg
食物繊維	5.3 g
塩　　分	1.7 g

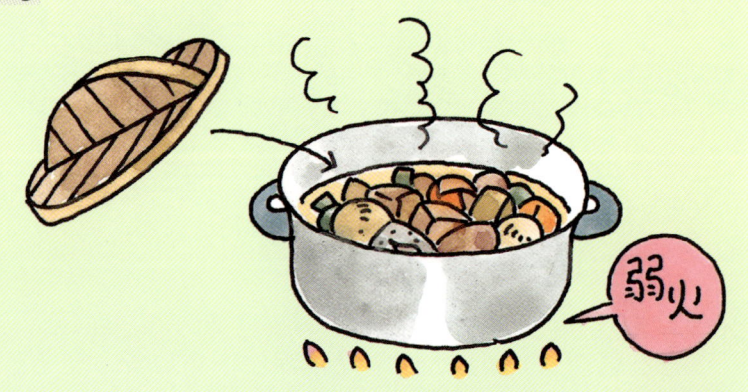

弱火

牛肉と大根こってり煮　　387 kcal

〈材料〉　　　　　　　　　　（1人分）
- 和牛肩ロース（40 g×2）･･････････80 g
- だいこん･････････････････････････120 g
- 根深ねぎ･････････････････････････30 g
- しょうが･････････････････････････1 g
- にんにく･････････････････････････1 g
- Ⓐ
  - 顆粒だし*･･････････････････････2 g
  - しょうゆ･･･････････････････････5 g
  - 三温糖･････････････････････････3 g
  - 純米酒･････････････････････････2 g
  - 本みりん･･･････････････････････2 g

＊マルハチ村松（鰹の素ゴールド印）

〈つくり方〉
1. だいこんは乱切り、ねぎは5 cmのぶつ切りに、にんにく、しょうがはみじん切りにする。
2. なべに①と牛肉、ひたひたのだし汁を入れて火にかける。
3. 調味料Ⓐを入れ、煮立ったら弱火にして、じっくり煮る。

〈栄養量〉
たんぱく質	12.7 g
脂　　質	30.1 g
カルシウム	43 mg
鉄	1 mg
ビタミンA	3 μg
（レチノール当量）	
ビタミンB₁	0.09 mg
ビタミンB₂	0.17 mg
ビタミンC	19 mg
食物繊維	2.4 g
塩　　分	1.6 g

八宝菜　　141 kcal

〈材料〉　　　　　　　　　　（1人分）
- はくさい･････････････････････････120 g
- にんじん･････････････････････････10 g
- きくらげ・乾･････････････････････1 g
- 豚もも肉・皮下脂肪なし･･･････････20 g
- いか（短冊）･････････････････････20 g
- むきえび･････････････････････････30 g
- たけのこ・水煮缶･････････････････30 g
- 根深ねぎ･････････････････････････20 g
- ごま油･･･････････････････････････1 g
- 冷凍だし*¹ またはブイヨン*²･･････13 g
- Ⓐ
  - 塩･････････････････････････････1 g
  - こしょう・黒･･･････････････････0.5 g
  - しょうゆ･･･････････････････････1 g
  - 本みりん･･･････････････････････2 g
  - 純米酒･････････････････････････1 g
  - しょうが・おろし･･･････････････1 g
  - にんにく・おろし･･･････････････1 g
  - オイスターソース･･･････････････5 g
- かたくり粉･･･････････････････････3 g

＊1 エバラ（冷凍ガラ15分湯チキン）
＊2 キスコ（フレッシュ丸鶏のチキンブイヨン）

〈つくり方〉
1. 冷凍だしで、だしをとっておく。
2. 野菜は食べやすい大きさにに切る。
3. なべに油を熱して野菜を炒め、油が回ったらだし汁をひたひたに入れ、肉、えび、いかを入れて煮る。
4. 調味料Ⓐで味をととのえ、最後にかたくり粉でとろみをつける。

〈栄養量〉
たんぱく質	16.3 g
脂　　質	2.9 g
カルシウム	95 mg
鉄	1.6 mg
ビタミンA	90 μg
（レチノール当量）	
ビタミンB₁	0.27 mg
ビタミンB₂	0.16 mg
ビタミンC	28 mg
食物繊維	3.5 g
塩　　分	2.3 g

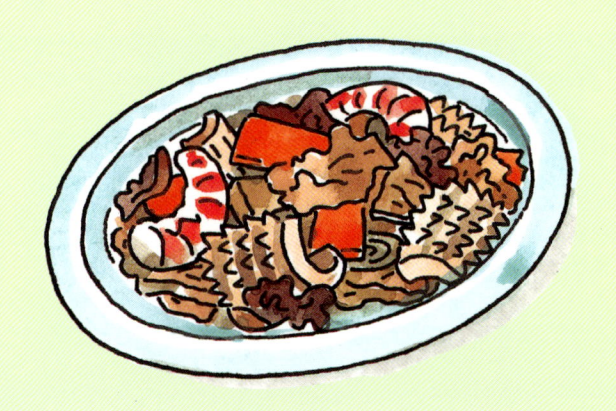

焼き鳥　　175 kcal

〈材料〉　　　　　　　　　　（1人分）
鶏もも肉・皮つき（20 g×3）………60 g
根深ねぎ………………………………30 g
モンゴルの塩……………………………3 g
長い竹串…………………………………1 本
キャベツ………………………………30 g
塩………………………………………0.5 g
トマト…………………………………40 g
塩………………………………………0.5 g

〈つくり方〉
❶ねぎは5 cm長さに切る。
❷鶏肉、ねぎの順に串に刺し、塩をふってオーブンで焼く（200度10分）。
❸キャベツは塩もみにし、トマトとともに①に付け合わせる。

🍷モンゴル塩をふって焼くと、肉が硬くならない。

〈栄養量〉
たんぱく質　　11.2 g
脂　　質　　11.6 g
カルシウム　　31 mg
鉄　　　　　0.8 mg
ビタミンA　　48 μg
（レチノール当量）
ビタミンB₁　0.09 mg
ビタミンB₂　0.17 mg
ビタミンC　　22 mg
食物繊維　　1.6 g
塩　分　　　4 g

手羽先焼き　　124 kcal

〈材　料〉　　　　　　　　　（1人分）
手羽先（2本）…………………………60 g
塩…………………………………………1 g
さんしょう・粉………………………0.1 g
キャベツ………………………………30 g
塩………………………………………0.5 g

〈つくり方〉
❶手羽先に塩をふり、さんしょうをたっぷりふりかけてオーブンで焼く（200度10～15分）。
❷器に盛り、塩もみしたキャベツを添える。

〈栄養量〉
たんぱく質　　14.2 g
脂　　質　　　6.3 g
カルシウム　　24 mg
鉄　　　　　0.8 mg
ビタミンA　　37 μg
（レチノール当量）
ビタミンB₁　0.04 mg
ビタミンB₂　0.08 mg
ビタミンC　　13 mg
食物繊維　　0.5 g
塩　分　　　1.5 g

野菜の味噌炒め　　143 kcal

〈材　料〉　　　　　　　　　（1人分）
豚肩ロース・脂身つき………………20 g
キャベツ……………………………100 g
たまねぎ………………………………30 g
にんじん………………………………20 g
ピーマン・緑…………………………20 g
ほんしめじ……………………………20 g
なたね油………………………………0.5 g
　　三温糖………………………………3 g
Ⓐ　豆みそ……………………………10 g
　　本みりん……………………………2 g
にんにく・みじん切り…………………1 g

〈つくり方〉
❶野菜は食べやすい大きさに切る。
❷フライパンで油を熱し、にんにくと豚肉を炒める。
❸豚肉の表面が白くなったら野菜を入れてさらに炒め、調味料Ⓐで味をととのえる。

〈栄養量〉
たんぱく質　　7.5 g
脂　　質　　　5.8 g
カルシウム　　74 mg
鉄　　　　　1.5 mg
ビタミンA　164 μg
（レチノール当量）
ビタミンB₁　0.21 mg
ビタミンB₂　0.21 mg
ビタミンC　　60 mg
食物繊維　　4.6 g
塩　分　　　1.1 g

ポトフ　　　204 kcal

〈材料〉　　　　　　　　　　（1人分）
ウインナーソーセージ……………40 g
じゃがいも……………………………60 g
にんじん/たまねぎ………20 g/40 g
ブロッコリー…………………………20 g
冷凍だし*1またはブイヨン*2……16 g
塩………………………………………1 g
こしょう・白………………………0.1 g
*1 エバラ（冷凍ガラ15分湯チキン）
*2 キスコ（フレッシュ丸鶏のチキンブイヨン）

〈つくり方〉
❶野菜は適当な大きさに切る。
❷ブロッコリーは小房に分けて、ゆでる。
❸だし汁に材料を入れて弱火で煮る。
❹塩・こしょうで味をととのえ、盛りつけてからブロッコリーを添える。

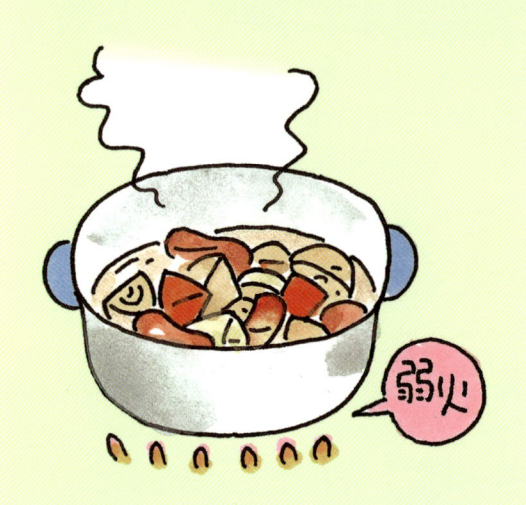

〈栄養量〉
たんぱく質	7.8 g	ビタミンB_1	0.21 mg
脂　　質	11.7 g	ビタミンB_2	0.14 mg
カルシウム	27 mg	ビタミンC	53 mg
鉄	1 mg	食物繊維	2.8 g
ビタミンA	165 μg	塩　分	1.8 g
（レチノール当量）			

豚肉と大根こってり煮　　　109 kcal

〈材料〉　　　　　　　　　　（1人分）
豚もも肉・薄切り……………………40 g
だいこん……………………………120 g
根深ねぎ……………………………30 g
しょうが/にんにく………………各1 g
　顆粒だし*……………………………2 g
　しょうゆ……………………………5 g
Ⓐ　三温糖………………………………3 g
　純米酒………………………………2 g
　本みりん……………………………2 g
*マルハチ村松（鰹の素ゴールド印）

〈つくり方〉
❶豚肉は一口大に切る。
❷だいこんは乱切り、ねぎは5 cm長さの筒切り、しょうがはせん切り、にんにくは薄切りにする。
❸なべにだし汁、豚肉、②、調味料Ⓐを入れ、弱火でコトコト煮る。

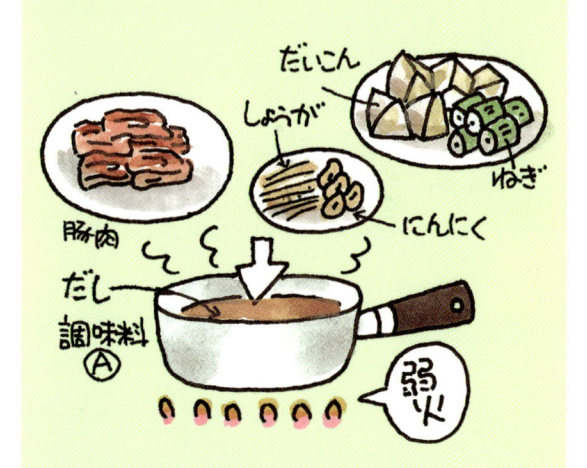

〈栄養量〉
たんぱく質	10.5 g	ビタミンB_1	0.43 mg
脂　　質	1.6 g	ビタミンB_2	0.13 mg
カルシウム	43 mg	ビタミンC	18 mg
鉄	0.8 mg	食物繊維	2.4 g
ビタミンA	2 μg	塩　分	1.6 g
（レチノール当量）			

牛もつ煮　　　376 kcal

〈材料〉　　　　　　　　　　　（1人分）
- 牛小腸（もつ）……………………60 g
- 木綿豆腐……………………………200 g
- 根深ねぎ……………………………30 g
- ブラウンスープストック*………32 g
- 浜納豆………………………………1.7 g
- Ⓐ
  - 三温糖……………………………5 g
  - 純米酒……………………………8 g
  - しょうゆ…………………………8 g
  - 本みりん…………………………4 g
- 葉ねぎ………………………………5 g

＊キスコ（フォンドボー）

〈つくり方〉
1. もつは一度下ゆでしておく。
2. ねぎは斜め薄切りにする。
3. だし汁と調味料Ⓐを合わせて煮汁をつくり、もつ、ねぎ、浜納豆を入れてから、一人分（半丁）に切った豆腐を入れて、弱火で煮る。
4. 器に盛り、小口切りにした葉ねぎを散らす。

〈栄養量〉
たんぱく質	20.7 g
脂　　質	24.3 g
カルシウム	262 mg
鉄	3 mg
ビタミンA (レチノール当量)	9 µg
ビタミンB$_1$	0.21 mg
ビタミンB$_2$	0.26 mg
ビタミンC	14 mg
食物繊維	1.7 g
塩　　分	1.6 g

牛肉のおろし煮　　　142 kcal

〈材料〉　　　　　　　　　　　（1人分）
- 輸入牛もも肉・薄切り……………60 g
- しょうゆ……………………………2 g
- 本みりん……………………………2 g
- だいこん……………………………50 g
- 菜の花………………………………20 g
- なたね油……………………………1 g
- 顆粒だし*…………………………2 g
- にんにく・おろし…………………3 g
- Ⓐ
  - 純米酒……………………………6 g
  - しょうゆ…………………………6 g
  - 砂　糖……………………………1.8 g

＊マルハチ村松（鰹の素ゴールド印）

〈つくり方〉
1. しょうゆ、みりんで牛肉に下味をつけておく。
2. 菜の花は食べやすい大きさに切ってゆでる。
3. だいこんはおろして水気を切る。
4. なべに油を熱し、牛肉を炒めてからだし汁、調味料Ⓐ、おろしにんにくを入れて味をととのえ、②③を入れ、さっと混ぜ合わせて火を止める。

〈栄養量〉
たんぱく質	15.9 g
脂　　質	3.9 g
カルシウム	50 mg
鉄	2.5 mg
ビタミンA (レチノール当量)	38 µg
ビタミンB$_1$	0.11 mg
ビタミンB$_2$	0.21 mg
ビタミンC	33 mg
食物繊維	1.5 g
塩　　分	2.2 g

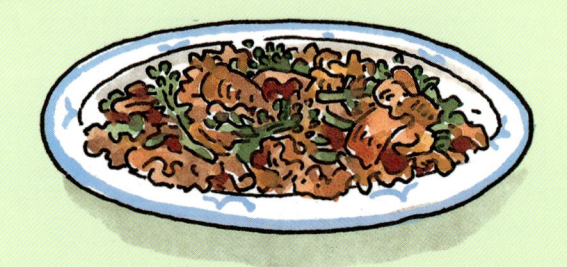

クリームシチュー　208 kcal

〈材料〉(1人分)
- 鶏むね肉・皮なし……………30 g
- じゃがいも……………………100 g
- にんじん………………………10 g
- ブロッコリー…………………20 g
- オニオンソテー（85%）*1……50 g
- ベシャメルソース*2…………30 g
- 牛　乳…………………………80 g
- 塩………………………………1 g
- こしょう・白…………………0.5 g
- なたね油………………………1 g
- ローリエ………………………適宜

*1 カゴメ（オニオンソテー）
*2 サンク（ベシャメルソース）

〈つくり方〉
❶じゃがいも、にんじんは食べやすい大きさの乱切りにしてゆでる。ブロッコリーは小房に分けてゆでる。
❷なべにオニオンソテーを入れて火にかけ、ベシャメルソース、ローリエを入れて混ぜる。
❸②を牛乳でのばし、じゃがいも、にんじん、鶏肉（一口大）を入れ、煮えたら、塩・こしょうで味をととのえる。
❹器に盛り、ブロッコリーを添える。

〈栄養量〉
たんぱく質	13.4 g
脂　質	4.9 g
カルシウム	116 mg
鉄	0.9 mg
ビタミンA	135 µg
(レチノール当量)	
ビタミンB_1	0.19 mg
ビタミンB_2	0.24 mg
ビタミンC	65 mg
食物繊維	3.2 g
塩　分	1.3 g

鶏もも肉きじ焼き　141 kcal

〈材料〉(1人分)
- 鶏もも肉・皮なし……………60 g
- 漬け汁
  - にんにく・おろし……………1 g
  - しょうゆ………………………3.6 g
  - かき油…………………………9 g
  - 純米酒…………………………6 g
  - 浜納豆…………………………1 g
- 純米酒…………………………9 g
- なたね油………………………2.6 g
- レタス…………………………3 g
- きゅうり………………………10 g

〈つくり方〉
❶漬け汁：にんにく、しょうゆ、かき油、酒、浜納豆をミキサーにかける。
❷鶏肉は皮目をフォークで刺し、漬け汁に20分漬け込む。
❸油をしいたオーブン皿に鶏肉を並べ、酒をふりかけて焼き（200度10分）、熱いうちに氷水につける。
❹水気を切った鶏肉を薄切りにして、ちぎったレタス、うす切りにしたきゅうりとともに盛りつける。
❺残った漬け汁を火にかけてたれをつくり、鶏肉にかける。

❗急冷することでジューシーで、やわらかな仕上がりになる。

〈栄養量〉
たんぱく質	14.6 g
脂　質	5.6 g
カルシウム	14 mg
鉄	1.5 mg
ビタミンA	14 µg
(レチノール当量)	
ビタミンB_1	0.07 mg
ビタミンB_2	0.21 mg
ビタミンC	2 mg
食物繊維	0.2 g
塩　分	1.8 g

煮豚きゅうり添え　　151 kcal

〈材料〉　　　　　　　　（1人分）
- 豚肩ロース・赤肉……80 g
- しょうが……0.6 g
- にんにく……0.6 g
- Ⓐ しょうゆ……5 g
- Ⓐ 純米酒……4 g
- Ⓐ 本みりん……3 g
- きゅうり……60 g
- 青しそ……1 g
- 練りからし……0.2 g

〈つくり方〉
❶しょうが、にんにくは薄切りにする。
❷なべに①と肉、調味料Ⓐを入れて火にかけ、煮立ったら弱火にして1時間（中心温度が75度になるまで）煮込み、そのまま冷ましてから薄切りにする。
❸きゅうり、青しそをせん切りにして混ぜ合わせ、皿に敷く。
❹③の上に薄切りにした豚肉をのせ、煮汁をかけ、からしを添える。

〈栄養量〉
- たんぱく質　16.9 g
- 脂　質　6.3 g
- カルシウム　23 mg
- 鉄　1.2 mg
- ビタミンA　29 μg
- （レチノール当量）
- ビタミンB₁　0.6 mg
- ビタミンB₂　0.25 mg
- ビタミンC　10 mg
- 食物繊維　0.8 g
- 塩　分　0.9 g

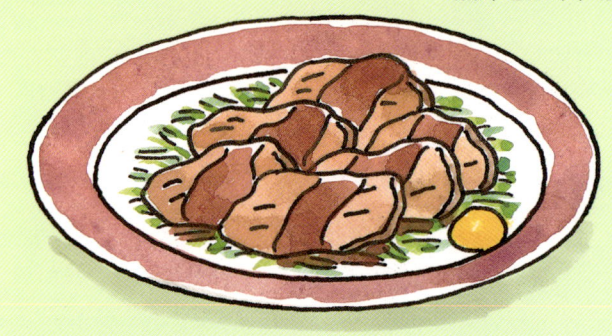

鶏肉としいたけの煮物　　164 kcal

〈材料〉　　　　　　　　（1人分）
- 鶏もも肉・皮なし……60 g
- 生しいたけ……20 g
- こんにゃく……30 g
- ごぼう……40 g
- にんじん……20 g
- 純米酒……12 g
- 本みりん……6 g
- 砂糖……1.8 g
- しょうゆ……6 g
- 塩……0.1 g
- 顆粒だし*……2 g
  *マルハチ村松（鰹の素ゴールド印）

〈つくり方〉
❶鶏肉は一口大に、しいたけは4分の1に切る。こんにゃくは短冊切りに、ごぼう、にんじんは乱切りにする。
❷なべに①、だし汁、酒、みりん、砂糖を入れて火にかける。煮立ったら弱火でコトコト煮る。
❸途中、しょうゆ、塩で味をととのえる。

〈栄養量〉
- たんぱく質　15.7 g
- 脂　質　3 g
- カルシウム　46 mg
- 鉄　1.9 mg
- ビタミンA　162 μg
- （レチノール当量）
- ビタミンB₁　0.11 mg
- ビタミンB₂　0.26 mg
- ビタミンC　5 mg
- 食物繊維　4.2 g
- 塩　分　1.9 g

ハンバーグクリームマッシュルームソース　341 kcal

〈材料〉（1人分）

Ⓐ
- 牛ひき肉……………………40 g
- 豚ひき肉……………………30 g
- オニオンソテー（30%）……165 g
- 塩………………………………0.5 g
- 粉チーズ………………………6 g
- 生パン粉………………………5 g
- 卵……………………………10 g
- ナツメグ………………………少々

ソース
- クリームマッシュルーム*……30 g
- 牛乳……………………………7 g
- 水………………………………適宜

- トマト…………………………40 g
- 粉チーズ………………………2 g
- 生パン粉………………………0.3 g

＊キスコ（クリームマッシュルーム）

〈つくり方〉

❶材料Ⓐを混ぜ合わせ、よく練ってからハンバーグをつくり、オーブンで焼く（200度10分）。
❷ソース：クリームマッシュルーム、牛乳、水を混ぜ合わせ、ひと煮立ちする。
❸トマトを横に4分の1の輪切りにし、粉チーズとパン粉をふってオーブンで焼く（180度10分）。
❹皿にハンバーグを盛り、ソースをかけ、③を付け合わせる。

〈栄養量〉

たんぱく質	19.7 g
脂質	16.9 g
カルシウム	146 mg
鉄	2 mg
ビタミンA	83 μg
（レチノール当量）	
ビタミンB₁	0.33 mg
ビタミンB₂	0.42 mg
ビタミンC	21 mg
食物繊維	3.3 g
塩分	1 g

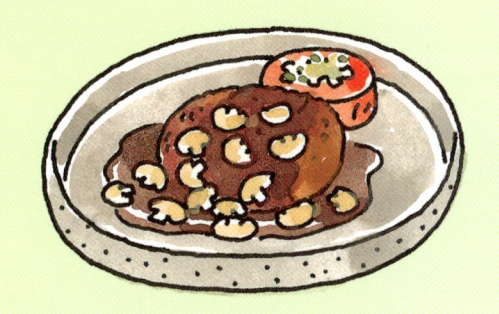

バンバンジー　283 kcal

〈材料〉（1人分）

- 鶏もも肉・皮つき……………50 g
- きゅうり………………………50 g
- トマト…………………………40 g
- 根深ねぎ・せん切り…………20 g
- ごま・いり……………………7 g
- 根深ねぎ・みじん切り………5 g

たれ
- ごま油…………………………7 g
- しょうゆ………………………12 g
- 砂糖……………………………4 g
- 純米酒…………………………2 g
- しょうが………………………1 g
- 純米酢…………………………7 g
- 豆板醤…………………………少々

〈つくり方〉

❶鶏肉は蒸してから氷水につけて冷まし、細切りにする。
❷きゅうり、根深ねぎはせん切り、トマトは半月切りにする。
❸たれ：ごまを炒ってすり鉢ですり、調味料Ⓐを合わせてから、みじん切りのねぎを加える。
❹①②を盛りつけて、たれをかける。

〈栄養量〉

たんぱく質	11.9 g
脂質	20.4 g
カルシウム	115 mg
鉄	1.6 mg
ビタミンA	55 μg
（レチノール当量）	
ビタミンB₁	0.11 mg
ビタミンB₂	0.17 mg
ビタミンC	16 mg
食物繊維	24 g
塩分	1.7 g

ふっくら煮魚

ふっくら仕上がるプロの技!
コツがわかれば目からウロコのおいしさ

材料　158 kcal
（1人分）

さば	60 g
A しょうゆ	7 g
三温糖	3 g
純米酒	4 g
本みりん	2 g
顆粒だし*	2 g
浜納豆	1 g
しょうが	1 g
根深ねぎ	30 g
塩	0.5 g

＊マルハチ村松（鰹の素ゴールド印）

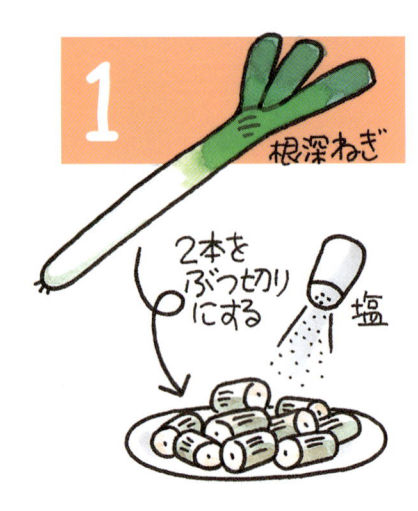

1 根深ねぎ　2本をぶつ切りにする　塩

根深ねぎを2本、ぶつ切りにして塩を振っておく。

MEMO 煮物のお話

　材料の中までしっかり味をしみ込ませるのがおいしさの秘訣です。そのためには火加減が重要な役割をはたします。**弱火が原則**です。

　まず煮汁を煮立て、材料を入れたら火を弱め、落とし蓋をしてゆっくり煮込んで仕上げます。火加減の見極めは、煮汁の表面がところどころ盛り上がるような状態を目安にします。

　煮るとかたくなりやすい材料、たとえば、かつおやまぐろ、豚肉や鶏肉なども、この方法で煮てください。

　火を止めたら、煮汁に漬けたまま冷ますのがコツです。やわらかくジューシーな煮物ができ上がります。

　けんちん汁や豚汁なども同じ方法で煮てください。急いで早くつくろうとすると必ず失敗します。コトコトと時間をかけてつくれるように作業工程を工夫してください。

固い!

たんぱく質	脂質	カルシウム	鉄	ビタミンA	ビタミンB₁	ビタミンB₂	ビタミンC	食物繊維	塩分
13.7 g	7.4 g	15 mg	0.9 mg	15 µg	0.1 mg	0.19 mg	2 mg	0.4 g	2.7 g

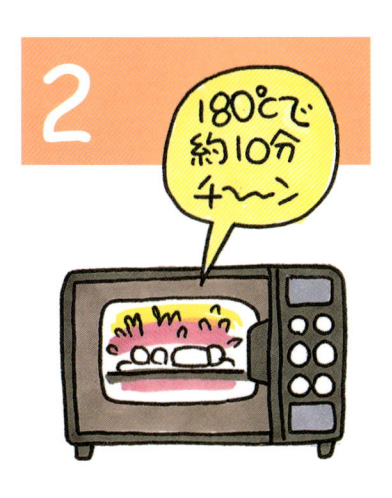

※ビタミンA:レチノール当量

2 180℃で約10分チ〜ン

①の根深ねぎをオーブンに入れ、180℃で約10分間程焼く。

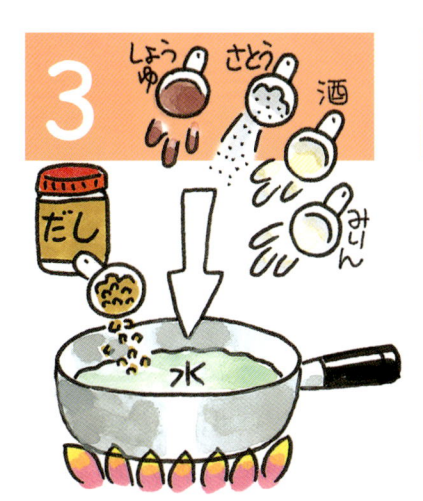

3 しょうゆ さとう 酒 みりん だし 水

鍋に分量の水と調味料Ⓐを入れ、煮汁をつくる。

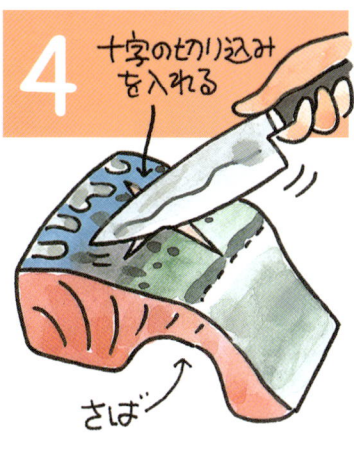

4 十字の切り込みを入れる さば

さばの皮面に包丁で軽く十字の切り込みを入れておく。

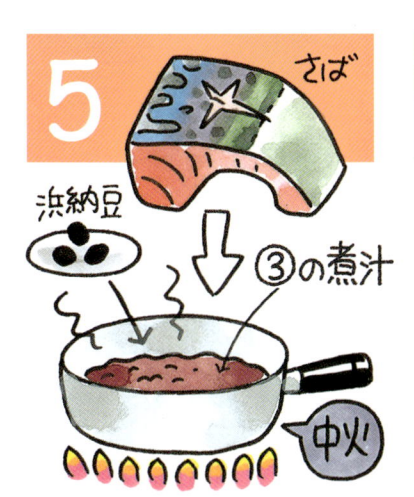

5 さば 浜納豆 ③の煮汁 中火

③の鍋に④のさばと浜納豆を入れ、中火にかける

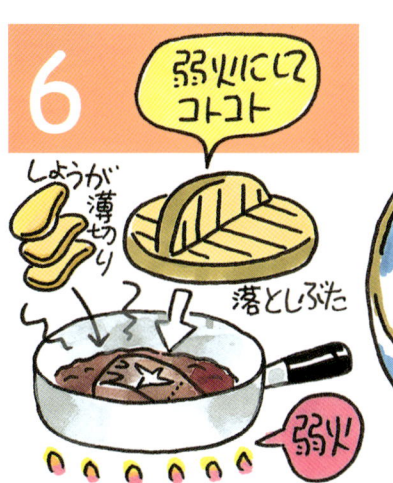

6 弱火にしてコトコト しょうが薄切り 落としぶた 弱火

しょうがの薄切りを入れ、ふっとうする寸然で弱火にし、落としぶたをしてコトコトじっくり煮る。

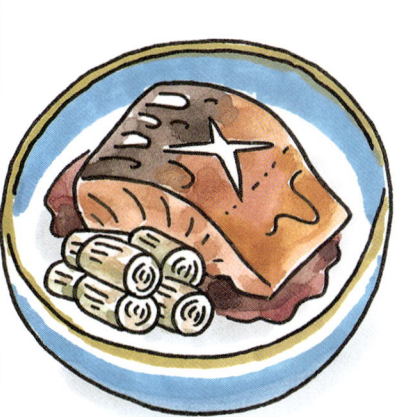

器にさばを盛りつけ、煮汁を少しかけ、焼いた②の根深ねぎを添える。

さわらの味噌マヨ焼き

みそ＋マヨネーズ ➡ おいしさ倍増
いろいろ応用がききそう

材料　145kcal
（1人分）

さわら		60 g
たれ	豆みそ	3 g
	マヨネーズ	3 g
	本みりん	1 g
だいこん		40 g
湯通し塩蔵わかめ・塩抜き		5 g
しょうゆ		2 g

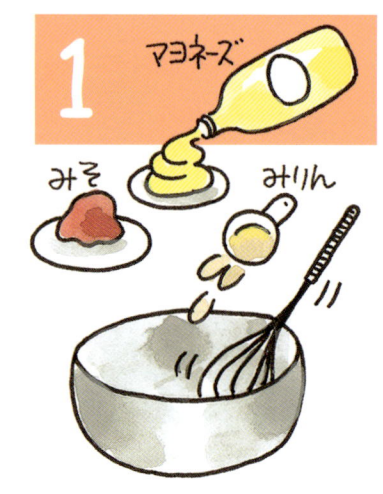

1 マヨネーズ／みそ／みりん

みそ、みりん、マヨネーズをあわせ、みそマヨだれをつくる。

MEMO みそのお話

　みそは、蒸した大豆および米、小麦などに麹菌を培養したものを加え、さらに食塩を混ぜて発酵させ、熟成してつくられます。大豆麹を使用したものが豆みそ、米麹を使用したものが米みそ、麦麹を使用したものが麦みそとよばれます。発酵・熟成には温度と期間が重要な要素になります。一般的に麹菌は、気温が30度を超えたときに発酵し、その温度の期間が4か月必要とされています。日本の気候で30度を超える日数は、1年で2か月くらいですから、みそができあがるまでには2年かかることになります。

　みそは「ふた夏後がおいしい」といわれるのはこのためです。このように2年かけてつくられ、添加物を使用していないみそは「天然」「自然」と表示されます。みそ樽を建物の中に入れ、人工的に条件を整えて、30度で4か月発酵させ、添加物を使用しないみそは「純」「純正」と表示されます。

たんぱく質	脂質	カルシウム	鉄	ビタミンA	ビタミンB$_1$	ビタミンB$_2$	ビタミンC	食物繊維	塩分
13.1 g	8.5 g	25 mg	0.8 mg	9 μg	0.07 mg	0.22 mg	5 mg	0.9 g	0.9 g

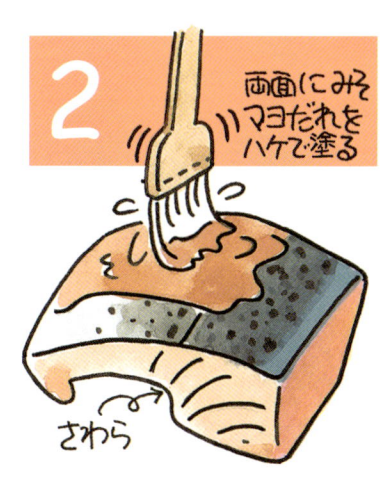

※ビタミンA：レチノール当量

2 両面にみそマヨだれをハケで塗る / さわら
①のみそマヨだれをハケでさわらの全面にしっかりと塗る。

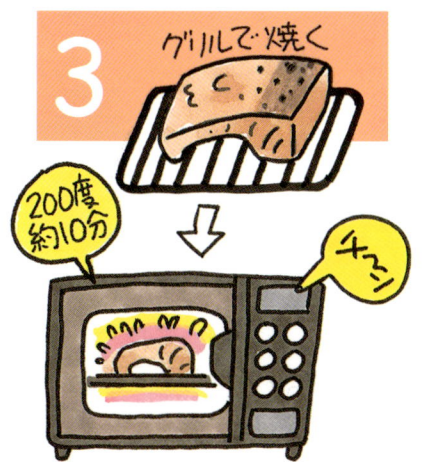

3 グリルで焼く / 200度約10分
②のさわらを熱くしたグリルでこがさないよう気をつけて焼く。

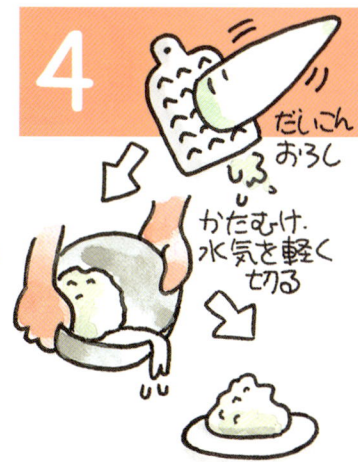

4 だいこんおろし / かたむけ、水気を軽く切る
大根をおろしたら、器を斜めにかたむけ、水分を軽く切る。

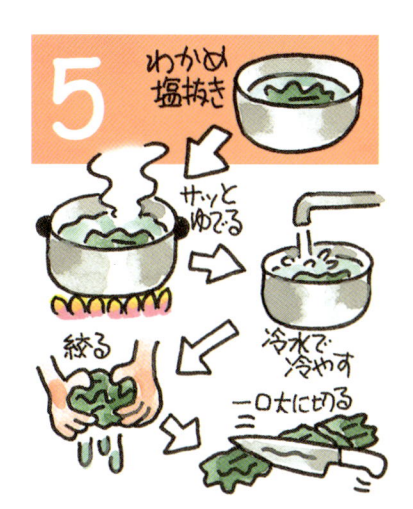

5 わかめ塩抜き / サッとゆでる / 冷水で冷やす / 絞る / 一口大に切る
わかめは塩抜きし、熱湯でサッとゆで、水にとってさましたら、絞って食べやすい大きさに切る。

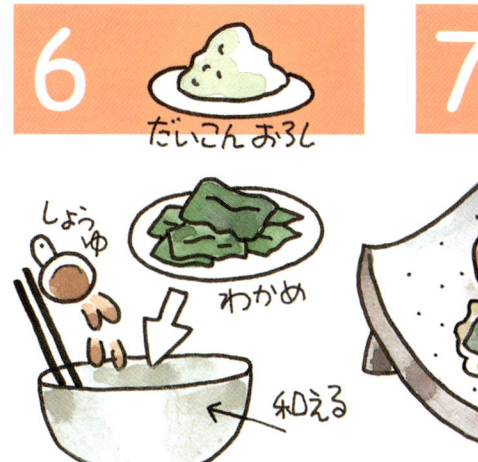

6 だいこんおろし / わかめ / しょうゆ / 和える
④のおろしだいこんと⑤のわかめをしょうゆで和え、味をととのえる。

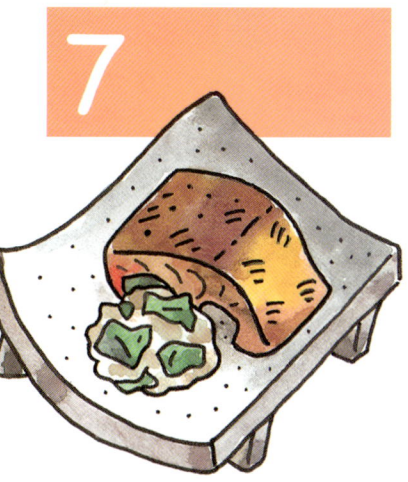

7
③のさわらを皿に盛りつけ、⑥のわかめおろし和えを添える。

すずきのハーブ焼き

魚の臭みを消したり、風味を増したり大活躍のハーブたち

材料 236 kcal （1人分）

すずき	60 g
塩/こしょう・黒	各0.5 g
小麦粉	適宜
ローズマリー/バジル	各0.5 g
無塩バター	1 g
ソース 白ワイン	3 g
ソース 粒入りマスタード	1 g
ソース エシャロット	1 g
ソース 塩/こしょう	少々
ソース 生クリーム（植）	30 g
にんじん	20 g
砂糖/塩	3 g/1 g
ブロッコリー	30 g
パセリ	2 g

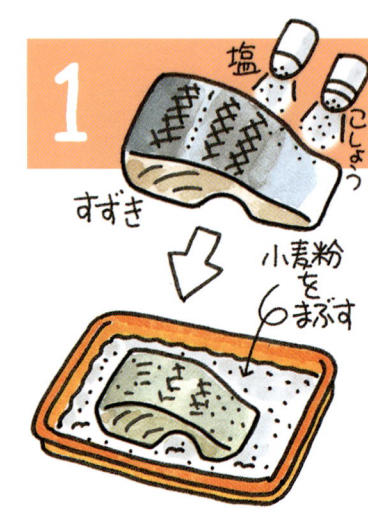

1 すずきに塩・こしょうをして、小麦粉をまぶす。

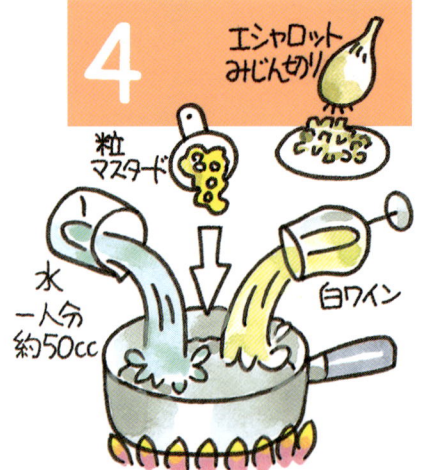

4 鍋に白ワインと水を入れ、ふっとうしたら、エシャロットと粒マスタードを入れ、弱火にする。

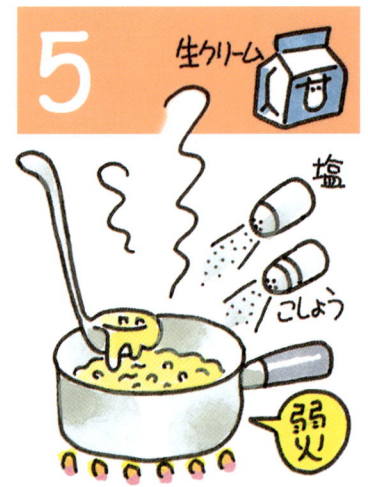

5 ④の鍋に生クリーム、塩・こしょうを入れ味をととのえ、ソースとする。

たんぱく質	脂 質	カルシウム	鉄	ビタミンA	ビタミンB₁	ビタミンB₂	ビタミンC	食物繊維	塩 分
15.6 g	15.5 g	44 mg	0.8 mg	302 μg	0.07 mg	0.21 mg	41 mg	2.1 g	0.9 g

※ビタミンA：レチノール当量

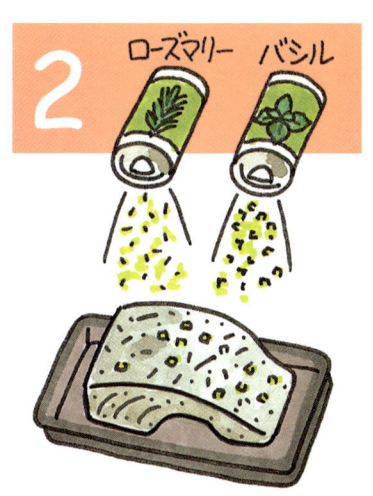

2 ①のすずきに、ローズマリー、バジルを振る。

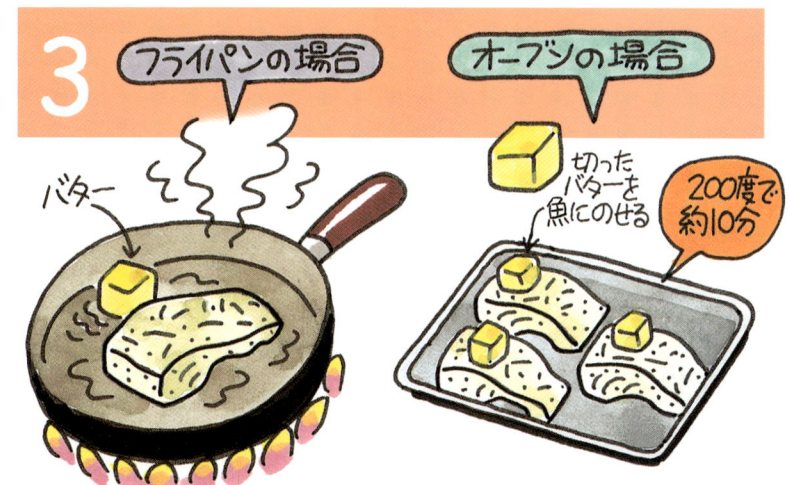

3 フライパンの場合：フライパンにバターを溶かし、②のすずきを入れて焼く。
オーブンの場合：オーブンのトレーに②のすずきを並べ、上に切ったバターをのせ焼く。(200度で約10分)

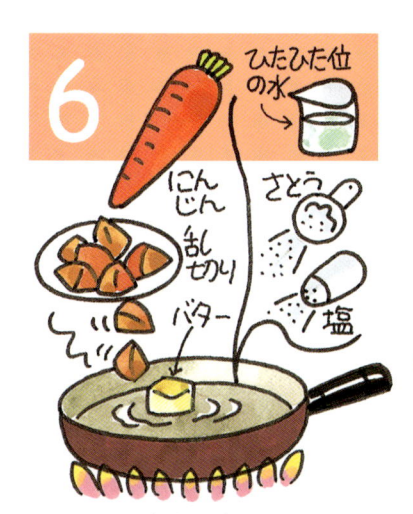

6 にんじんの皮をむき乱切りにし、鍋に溶かしたバターで炒め、水、さとう、少々の塩で煮る。(ひたひた位の水)

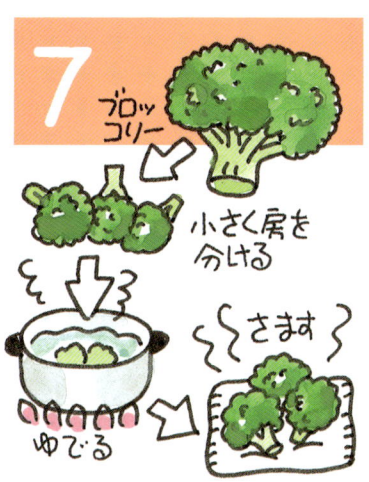

7 ブロッコリーは、房を小さく分けてゆでて、さましておく。

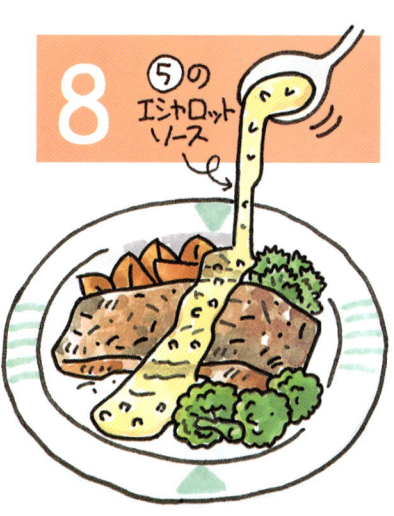

8 ③のすずきを皿に盛り、⑥のにんじん、⑦のブロッコリーとパセリを飾り、⑤のソースをかける。

53

シーフードシチュー

手間いらず。本格ダシが決め手
豊かな旨みを楽しみましょう

材料　235 kcal
(1人分)

白鮭	30 g
ほたてがい	30 g
むきえび	20 g
じゃがいも	50 g
たまねぎ	40 g
にんじん/ブロッコリー	各20 g
無塩バター	2 g
冷凍だし*1 またはブイヨン*2	16 g
ベシャメルソース*3	25 g
牛乳	50 g
塩	1 g
こしょう・白	0.5 g

*1 エバラ（冷凍ガラ15分湯チキン）
*2 キスコ（フレッシュ丸鶏のチキンブイヨン）
*3 サンク（ベシャメルソース）

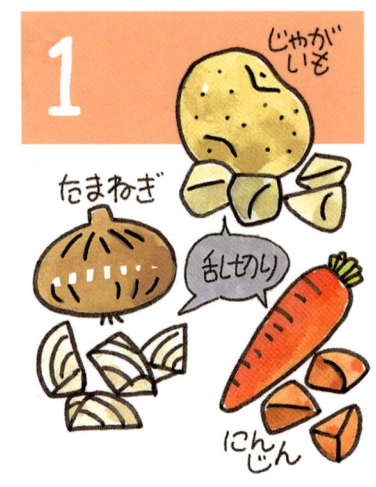

1
じゃがいも、たまねぎ、にんじんはそれぞれ皮をむき、乱切りにする。

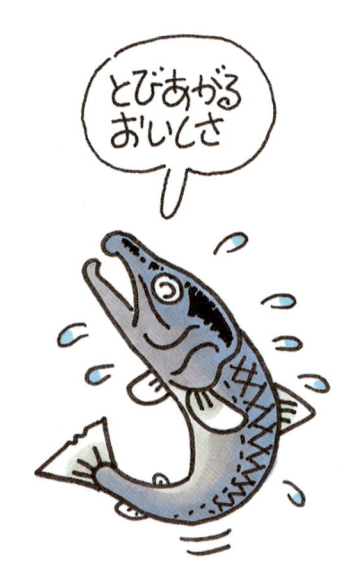

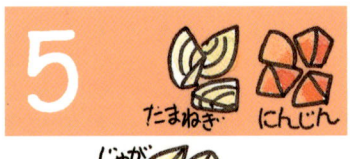

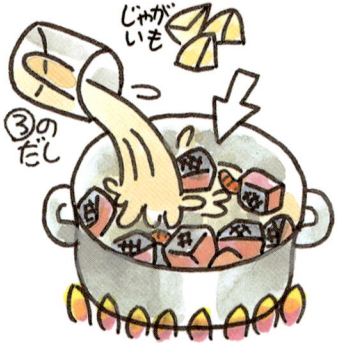

とびあがるおいしさ

5
④の鍋に③のだしを加え、①の乱切り野菜を入れ火がとおるまで煮る。

たんぱく質	脂　質	カルシウム	鉄	ビタミンA	ビタミンB_1	ビタミンB_2	ビタミンC	食物繊維	塩　分
19.3 g	8.7 g	123 mg	1.7 mg	166 μg	0.19 mg	0.35 mg	47 mg	2.5 g	1.7 g

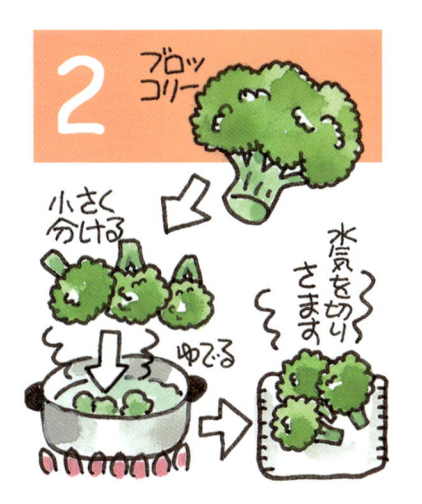

※ビタミンA：レチノール当量

2 ブロッコリー

ブロッコリーは、房を小さく分けてゆでておく。

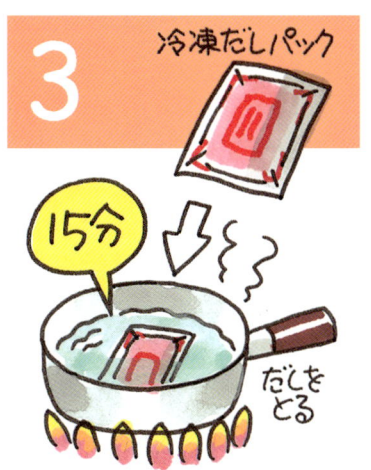

3 冷凍だしパック　15分

鍋に分量の水と冷凍だしパックを入れ、基本だしをつくっておく。

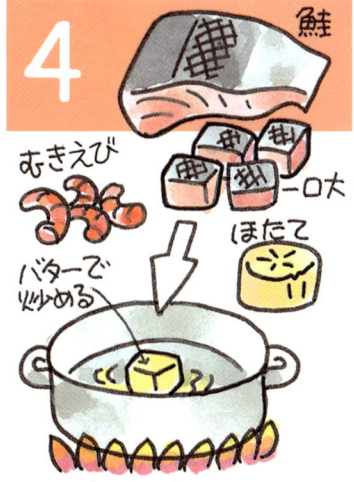

4 鮭　むきえび　ほたて　一口大　バターで炒める

鍋にバターを入れ、一口大に切った鮭、ほたて、むきえびを入れ、軽く炒める。

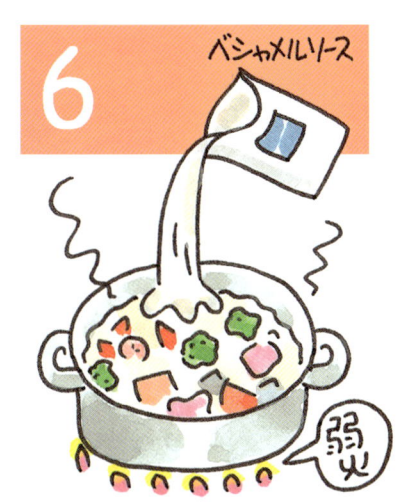

6 ベシャメルソース　弱火

さらにベシャメルソースを加え、コトコトと弱火で煮込む。

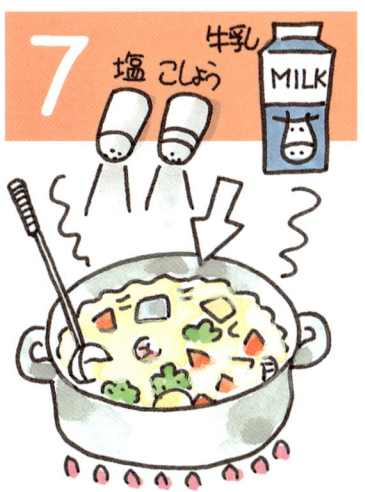

7 塩　こしょう　牛乳

仕上げに牛乳を入れ、あたたまったら、塩・こしょうで味をととのえ、皿に盛り、②をそえる。

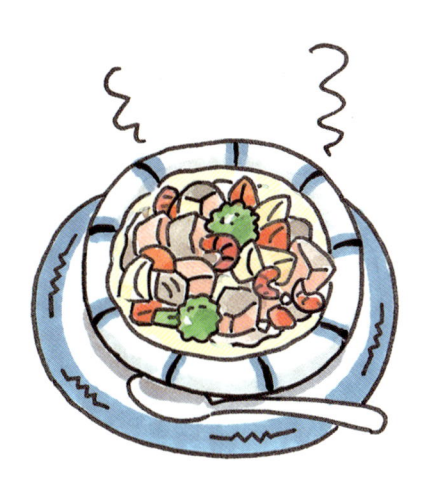

おでん

フツフツとあがる白い湯気
ゆっくりとした時間が味にしみ込みます

材料　255kcal
（1人分）

だいこん	100 g
卵	50 g
野菜天（たまねぎ）	40 g
結びこんにゃく	50 g
焼き竹輪（1/2本）	15 g
結び昆布	2 g
がんもどき	30 g
Ⓐ 顆粒だし＊	2 g
純米酒	5 g
塩	3 g
しょうゆ	1 g
本みりん	2 g

＊マルハチ村松（鰹の素ゴールド印）

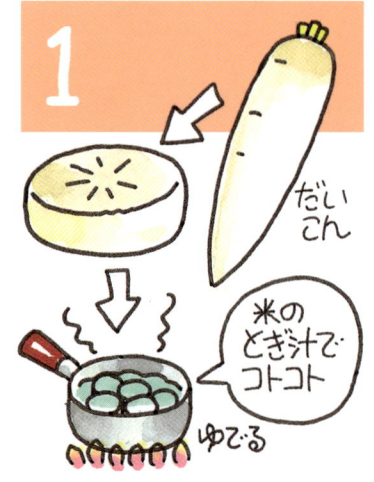

1　だいこんは人数分に輪切りし、皮をむいたら、米のとぎ汁で火がとおるまで下ゆでする。

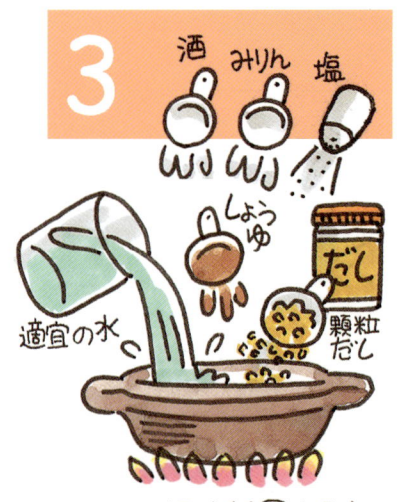

3　鍋に水と調味料Ⓐを入れ、味をととのえる

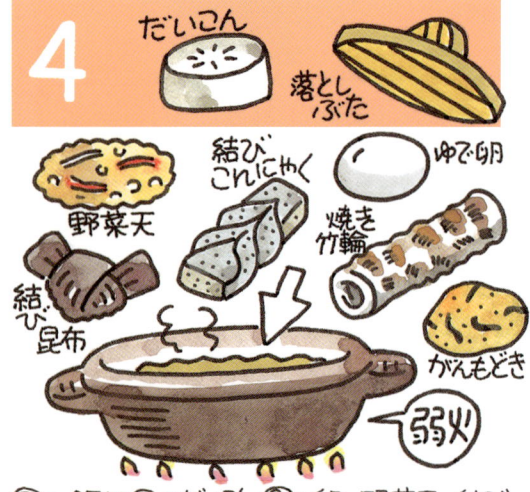

4　③の鍋に①のだいこん、②の卵、野菜天、結びこんにゃく、焼き竹輪、結び昆布、がんもどきを入れ、落としぶたをして、弱火で煮込む。

たんぱく質	脂質	カルシウム	鉄	ビタミンA	ビタミンB$_1$	ビタミンB$_2$	ビタミンC	食物繊維	塩分
18.8 g	12.4 g	198 mg	3.1 mg	75 µg	0.09 mg	0.3 mg	12 mg	3.7 g	5.6 g

※ビタミンA:レチノール当量

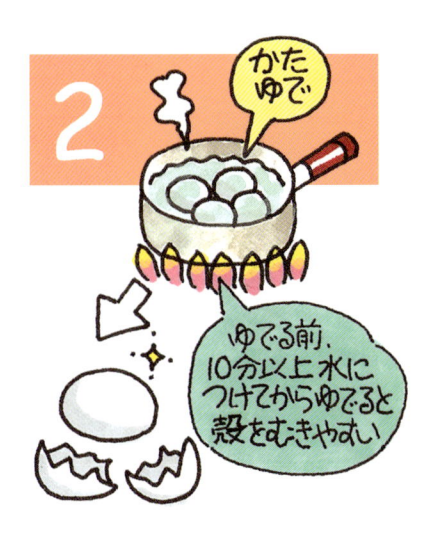

2

かたゆで

ゆでる前、10分以上水につけてからゆでると殻をむきやすい

卵を鍋でかたゆでして、殻をむいておく。

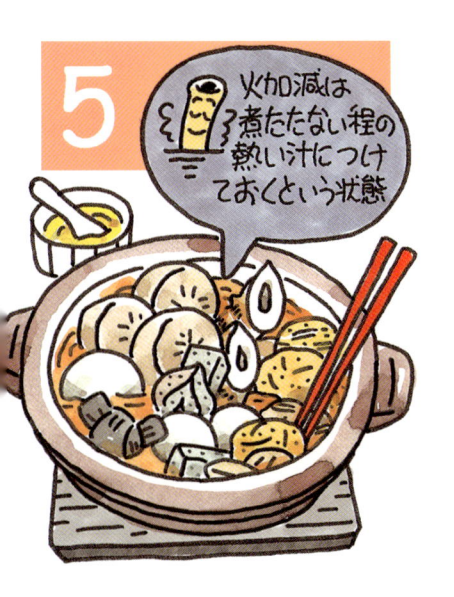

5

火加減は煮たたない程の熱い汁につけておくという状態

お好みで辛子を添える。

📝 MEMO 日本酒のお話

　現在市販されている日本酒は、醸造用アルコールを添加しない「純米酒系」、醸造用アルコールを添加した「本醸造酒系」、「その他の酒」に分類され、精米歩合により表に示すようにランク分けされています。

日本酒の格付け

純米酒系	本醸造酒系	精米歩合
純米大吟醸酒	大吟醸酒	50％以下
純米吟醸酒	吟醸酒	60％以下
純米酒系	本醸造酒系	70％以下
その他の酒	特選・上選など	米だけの酒など

　料理に使用するときは、酒の成分で臭いを消したり、旨味を加えたり、身をやわらかくすることを期待します。しかし、一般に市販されている料理酒は、表の「その他の酒」で、増酒とよばれ、純米酒や本醸造酒を醸造用アルコールで約3倍にのばし（3増酒とよばれる）、糖類や酸味料を加え、さらに食塩を加えたものです。そのため、酒のエキス分が少なく、酒の役目をはたすことはできません。日本酒を料理に使用するときは、最低でも本醸造酒を使用するのがよいことになります。その他の酒は一般に3増酒とよばれ、純米酒を3倍にのばしたものです。純米酒が2,200円ですから、800円前後が妥当な値段だと思うのですが、1,680円します。それから考えると純米酒は安いことになります。

※精米歩合とは：酒の質には、米の表面に多く含まれるたんぱく質は関与せず、米の中心の乳白色の部分に含まれる炭水化物が重要な役目をはたします。そのため、米の表面を多く削れば削るほど炭水化物の割合が多くなり、芳醇な香りのある酒ができることになります。この削って残った割合を「精米歩合」といい、精米歩合60％とは、40％削ったことを意味します。

かつおの煮付け

魚の生臭みをとるコツ
やわらかく煮あがるコツでプロの味

材料 　97kcal
（1人分）

かつお・春獲り		60 g
Ⓐ	純米酒	4 g
	三温糖	2 g
	しょうゆ	7 g
	本みりん	2 g
	顆粒だし*	2 g
浜納豆/しょうが		各 1 g

＊マルハチ村松（鰹の素ゴールド印）

たんぱく質	脂　質	カルシウム	鉄	ビタミンA
16.7 g	0.4 g	11 mg	1.3 mg	3 µg
ビタミンB₁	ビタミンB₂	ビタミンC	食物繊維	塩　分
0.08 mg	0.12 mg	0	0.1 g	2 g

※ビタミンA：レチノール当量

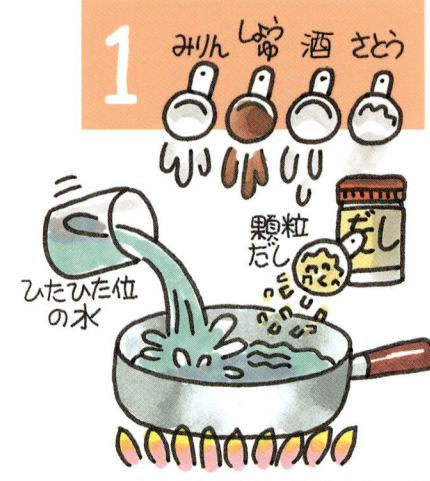

1 鍋に水と調味料Ⓐを入れ、煮汁をつくる。

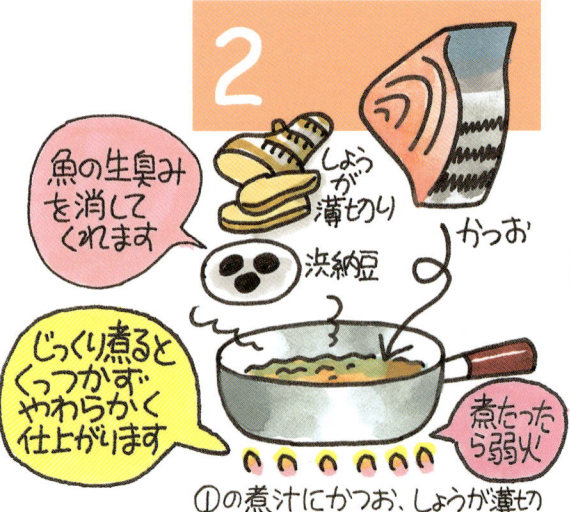

2 ①の煮汁にかつお、しょうが薄切り、浜納豆を入れ、煮たったら弱火にし、コトコト煮て、後はそのままさます。

（魚の生臭みを消してくれます／じっくり煮るとくっつかずやわらかく仕上がります／煮たったら弱火）

3 器に②のかつおを盛りつけ、上にしょうがのせん切りをのせる。

鮭のレモン風味焼き　121 kcal

〈材料〉　　　　　　　　　　（1人分）
- 白鮭……60 g
- 漬け汁
  - 純米酒……7 g
  - レモン果汁……7 g
  - 本みりん……5 g
  - しょうゆ……10 g
- レモン（1/12）……10 g
- だいこん・おろし……40 g

〈つくり方〉
1. 漬け汁に鮭を漬ける（約30分）。
2. ①をオーブンで焼く（200度10分）。
3. 漬け汁をなべに入れて火にかけ、煮立たせて、かけ汁をつくる。
4. 皿に鮭を盛り、かけ汁をかけ、薄切りにしたレモンと大根おろしを添える。

〈栄養量〉
たんぱく質	14.5 g
脂質	2.6 g
カルシウム	28 mg
鉄	0.6 mg
ビタミンA（レチノール当量）	7 μg
ビタミンB_1	0.11 mg
ビタミンB_2	0.16 mg
ビタミンC	19 mg
食物繊維	1.1 g
塩分	1.6 g

MEMO 砂糖のお話

　白砂糖（正式名称は上白糖）は一般的に、黒砂糖 →三温糖 →上白糖の順に漂白してつくられるためミネラル分がなく、健康に悪影響を及ぼすとして、黒砂糖や三温糖を使っている人が多く見受けられます。しかし、これはとんでもない誤解です。

　それぞれの砂糖の製造過程を簡単に説明します。さとうきびを圧搾したシロップを濃縮し、蜜を分離し乾燥したのが白砂糖で、この白砂糖にカラメルを混合したのが三温糖です。中双糖は、白砂糖を溶かして大き目の結晶をつくり、カラメルを吹き付けたものです。つまり、漂白という行程はないのです。

　ミネラル分について、黒砂糖と比較したものを表に示しました。

　黒砂糖はカルシウムが多いので、使う価値があるかもしれませんが、料理に甘味をつけることから考えると、酢の物や寿司飯に黒砂糖ではおいしいとはいえません。やはり甘味の特性をいかして、黒砂糖や三温糖、中双糖は濃厚な甘味を求める料理に、白砂糖はすっきりした甘味を求める料理に、たとえば、酢の物やあえ物などに使い分けるとよいでしょう。

		黒砂糖	上白糖
エネルギー	(kcal)	354	384
たんぱく質	(g)	1.7	0
ナトリウム	(mg)	27	1
カリウム	(mg)	1,100	2
カルシウム	(mg)	240	1
マグネシウム	(mg)	31	0
リン	(mg)	31	0
鉄	(mg)	4.7	0
亜鉛	(mg)	0.5	0
銅	(mg)	0.24	0.01

※三温糖、中双糖の栄養価は、上白糖とほぼ同じです。

まぐろのつけ焼き

焼いたらすぐ冷たいだし汁へ…なんてはじめての方はびっくりします

材料　77kcal
（1人分）

みなみまぐろ・赤身	60g
しょうが・おろし	2g
A しょうゆ	7.2g
A 純米酒	6g
A 本みりん	3.6g
氷	適宜
だし汁（清汁程度の濃さ）	適宜

★急冷することによりジューシーでやわらかくなるので、スプーンでも食べることができます。

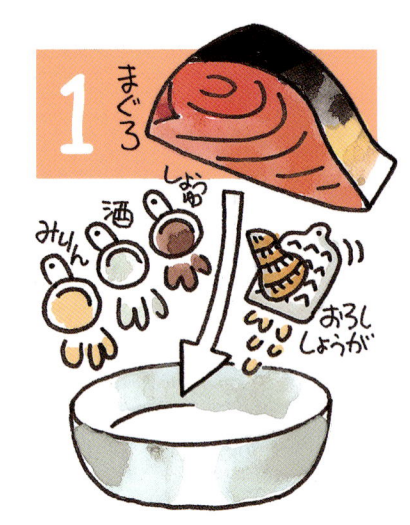

1
ボウルにおろししょうがと調味液Ⓐを入れ、その中にまぐろを漬け込む。

3
急冷でジューシーになります

食中毒菌の増殖も防げます!!

熱いうちに冷たいだし汁につける

水気を切る

まぐろが焼けたら、すぐ②の冷えた漬け汁に入れ、さめたら取り出し、水気を切る。

4
①の漬け汁

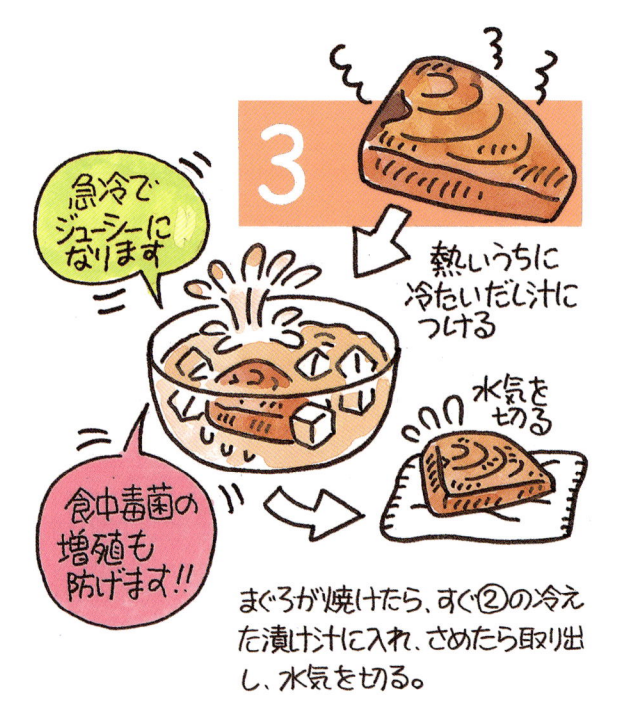

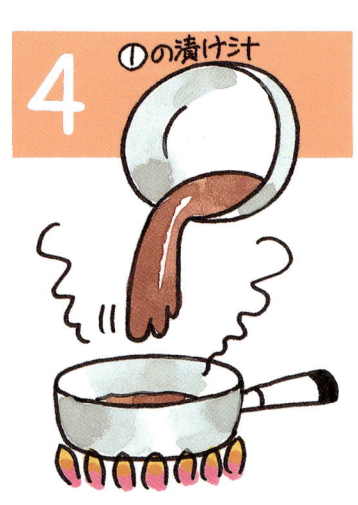

①のまぐろの漬け液を鍋にうつし、火にかけ、いったん煮たたせてソースとする。

たんぱく質	脂 質	カルシウム	鉄	ビタミンA	ビタミンB_1	ビタミンB_2	ビタミンC	食物繊維	塩 分
13.6 g	0.1 g	6 mg	1.2 mg	4 μg	0.02 mg	0.04 mg	2 mg	0	1.1 g

※ビタミンA：レチノール当量

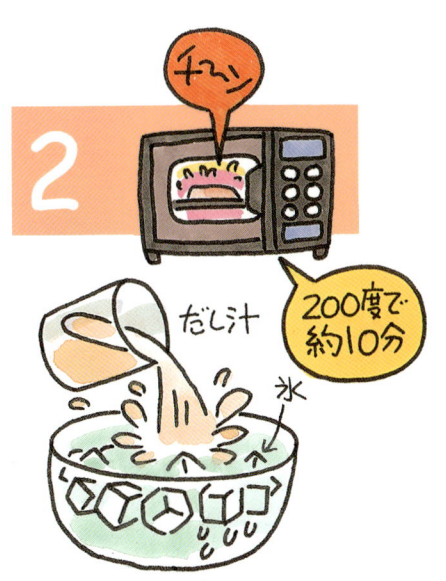

2　200度で約10分

①のまぐろをオーブンで焼き、その間に別のボウルに氷とだし汁で冷めたい漬け汁をつくっておく。

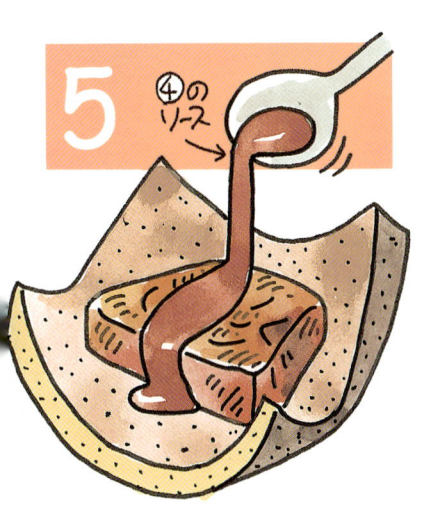

5　④のソース

③のまぐろを皿に盛り、上から④のソースをかける。

MEMO みりんのお話

みりんは本来日本酒の仲間です。原材料の1つである米を「うるち米」にすると日本酒になり、「もち米」にするとみりんになります。みりんはもち米を原料にするため甘い酒になります。みりんに薬草を浸透させ「おとそ」として昔から飲用されてきました。

◆**現在市販されているみりんとその仲間**
本みりん…………エキス分16度以上（酒販売店の許可店）
本直し……………エキス分16度未満（酒販売店の許可店）
酒みりん…………本みりんに食塩を加えたもの（一般販売店）
発酵調味料………本みりんのアルコール濃度を9％に薄め、食塩を加えたもの
みりん風調味料…本みりんをアルコール度数1％未満まで薄めたもの

現在、一般に販売されている「本みりん」は、「増みりん」とよばれるもので、「本みりん」を醸造用アルコールで3倍にのばし、糖類、酸味料を加えたものです。みりんを調味料として使う場合は、甘味と照りを期待しますが、増本みりんではその期待が裏切られることになります。

本来の「本みりん」は、原材料がもち米、米麹、焼酎と記されているもので、筆者の知る限り現在4社が製造しています。値段は、日本酒の純米酒と同じです。

一般に市販されている「本みりん」は、本当のみりんではなく増みりんですから、名称の変更が必要だと思います。このみりんは3増みりんとよばれ、値段は1升1,680円です。本来のみりんが1升2,200円ですから、増みりんと比べてそれほど高価なものではありません。

さんまの赤ワイン煮

塩焼きが一番。たまには目先をかえてこんな味わいもどうぞ

材料　435kcal
（1人分）

さんま	120 g
ごぼう	30 g
酢	適宜
しょうが	2 g
赤とうがらし	0.3 g
赤ワイン	30 g
Ⓐ しょうゆ	5.5 g
Ⓐ 本みりん	5.4 g
Ⓐ 砂糖	0.9 g

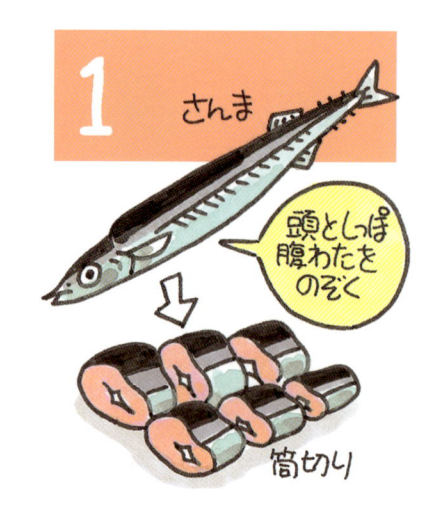

1 さんま　頭としっぽ腹わたをのぞく　筒切り

さんまの頭、尾、腹わたを除き、筒切りにする。

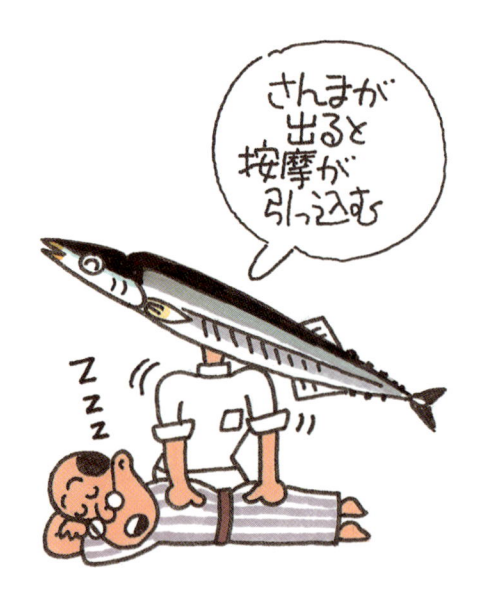

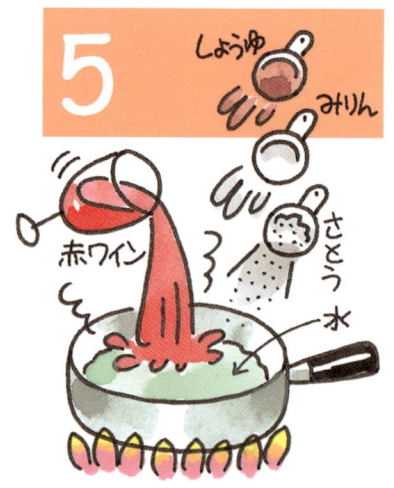

さんまが出ると按摩が引っ込む

5 しょうゆ　みりん　赤ワイン　さとう　水

鍋に水、赤ワイン、調味料Ⓐを入れて、煮たたせて煮汁をつくる。

たんぱく質	脂質	カルシウム	鉄	ビタミンA	ビタミンB₁	ビタミンB₂	ビタミンC	食物繊維	塩分
23.3 g	29.6 g	56 mg	2.1 mg	20 μg	0.03 mg	0.34 mg	1 mg	1.9 g	1.2 g

※ビタミンA：レチノール当量

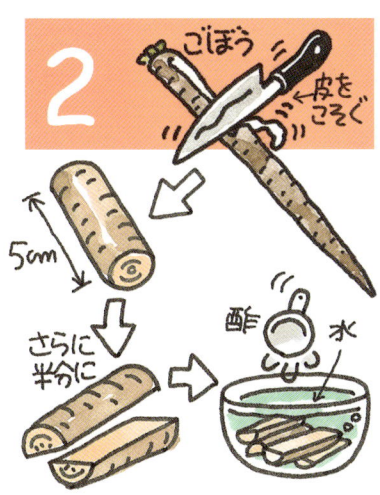

2 ごぼうの皮をこそぎ、5cmの長さに切り、さらにタテ半分に割って酢水につける。

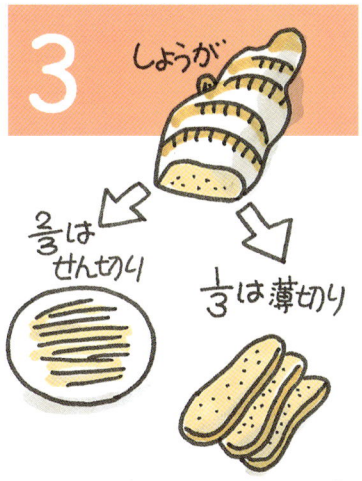

3 しょうがの$\frac{2}{3}$をせん切りにし、$\frac{1}{3}$を薄切りにする。

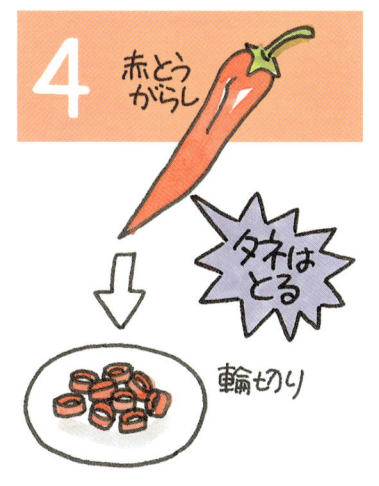

4 赤とうがらしは、中のタネをとって輪切りにする。

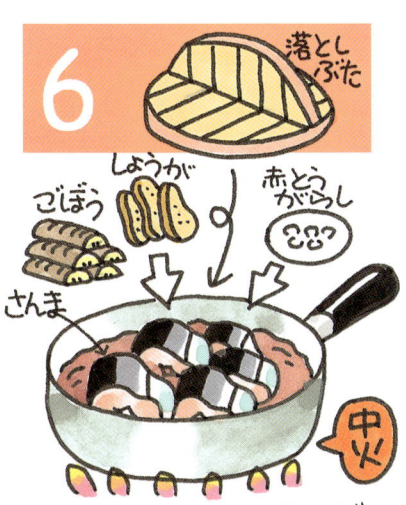

6 ⑤の鍋に①のさんま、②のごぼう、③のしょうが薄切り、④赤とうがらしを入れ、落としぶたをし、中火で煮る。

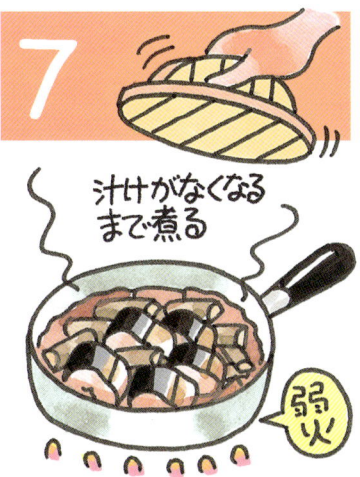

7 中火で20分煮たら、弱火にし、汁気がなくなるまで煮る。

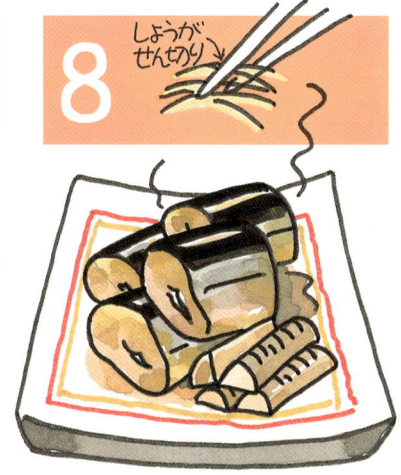

8 ⑦のさんまとごぼうを皿に盛りつけ、上に③のしょうがのせん切りをのせる。

63

まぐろのホイル焼き　134 kcal

〈材料〉(1人分)
- めじまぐろ　60 g
- 葉ねぎ　5 g
- Ⓐ
  - 豆みそ　8 g
  - 三温糖　4 g
  - 純米酒　2 g
  - 本みりん　2 g
- にんにく・おろし　1 g
- アルミホイル　約30×30 cm

〈つくり方〉
❶小口切りにしたねぎ、調味料Ⓐ、にんにくを混ぜ合わせる。
❷アルミホイルの中央にまぐろを置き、①をかけて包み、オーブンで焼く(200度10分)。

〈栄養量〉
- たんぱく質　16.6 g
- 脂　質　3.7 g
- カルシウム　21 mg
- 鉄　1.7 mg
- ビタミンA　44 μg
  (レチノール当量)
- ビタミンB_1　0.12 mg
- ビタミンB_2　0.13 mg
- ビタミンC　2 mg
- 食物繊維　0.7 g
- 塩　分　0.9 g

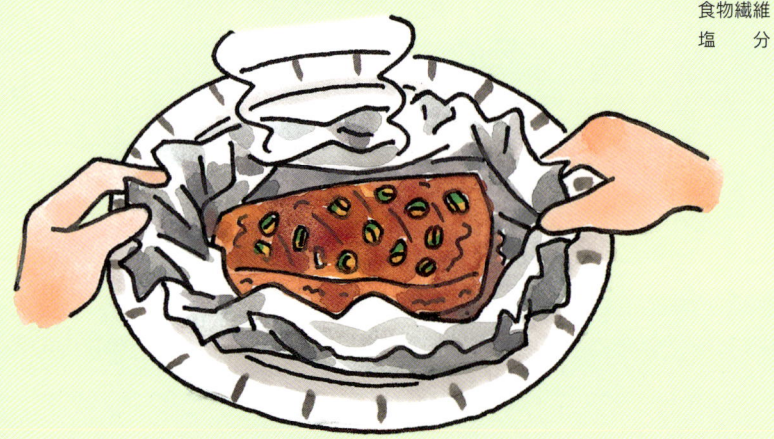

帆立クリーム煮　250 kcal

〈材料〉(1人分)
- ブロッコリー　60 g
- ほたて (3個)　60 g
- にんじん　10 g
- マッシュルーム・水煮缶　10 g
- ホワイトスープストック*1　16 g
- 生クリーム (植)　10 g
- ベシャメルソース*2　30 g
- なたね油　0.5 g
- Ⓐ
  - 白ワイン　2 g
  - 塩　1 g
  - こしょう・黒　0.5 g

*1 カゴメ (ブロードディポッロ)
*2 サンク (ベシャメルソース)

〈つくり方〉
❶ブロッコリーは小房に分け、ゆでる。
❷にんじんは乱切りにする。
❸ブロッコリー以外の材料を、弱火でコトコト煮る。
❹調味料Ⓐで味をととのえ、ゆでたブロッコリーを添える。

〈栄養量〉
- たんぱく質　16.7 g
- 脂　質　16.6 g
- カルシウム　46 mg
- 鉄　1.1 mg
- ビタミンA　118 μg
  (レチノール当量)
- ビタミンB_1　0.1 mg
- ビタミンB_2　0.23 mg
- ビタミンC　74 mg
- 食物繊維　3.2 g
- 塩　分　1.6 g

鮭チャンチャン焼き風　　164 kcal

〈材　料〉　　　　　　　　(1人分)
白鮭･････････････････････60 g
キャベツ･･････････････････40 g
たまねぎ･･････････････････15 g
にんじん･･･････････････････5 g
ぶなしめじ････････････････10 g
ピーマン・緑･･････････････10 g
根深ねぎ･･････････････････10 g
Ⓐ
　豆みそ･･････････････････15 g
　砂糖･････････････････････4 g
　しょうゆ････････････････3 g
　ごま・いり･･････････････1 g
　塩･･････････････････････0.5 g
なたね油･････････････････0.5 g

〈つくり方〉
❶ねぎは斜め薄切り、しめじは小分けに、その他の野菜はせん切りにする。
❷フライパンに油を熱し、野菜を炒めてから鮭を入れる。さらに炒め、調味料Ⓐで味をととのえる。

〈栄養量〉
たんぱく質	17.5 g
脂　質	5.3 g
カルシウム	70 mg
鉄	1.7 mg
ビタミンA	50 μg
(レチノール当量)	
ビタミンB₁	0.15 mg
ビタミンB₂	0.19 mg
ビタミンC	28 mg
食物繊維	3 g
塩　分	2.7 g

すずきのポアレ　　99 kcal

〈材　料〉　　　　　　　　(1人分)
すずき･･･････････････････60 g
塩････････････････････････1 g
こしょう・黒･････････････0.5 g
トマト･･･････････････････60 g
たまねぎ･････････････････20 g
Ⓐ
　オリーブ油･････････････0.5 g
　塩･････････････････････0.5 g
　バルサミコ･･････････････1 g
　バジル・乾燥･･････････少々

〈つくり方〉
❶すずきに塩・こしょうして、オーブンで焼く（200度10分）。
❷トマトは角切り、たまねぎはみじんに切る。
❸ソース：調味料Ⓐを混ぜ合わせる。
❹盛りつけて、ソースをかける。

〈栄養量〉
たんぱく質	12.6 g
脂　質	3.1 g
カルシウム	18 mg
鉄	0.4 mg
ビタミンA	135 μg
(レチノール当量)	
ビタミンB₁	0.05 mg
ビタミンB₂	0.14 mg
ビタミンC	12 mg
食物繊維	0.9 g
塩　分	1.6 g

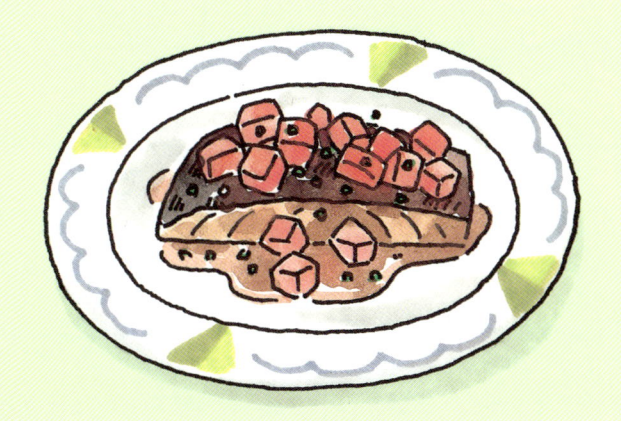

いか韓国和え　　90 kcal

〈材　料〉　　　　　　　（1人分）
するめいか･････････････････････50 g
にんじん････････････････････････5 g
たまねぎ･･･････････････････････20 g
きゅうり････････････････････････10 g
にんにく・おろし･･････････････････1 g
ごま・いり･･････････････････････1 g
Ⓐ 純米酢････････････････････4 g
　 砂糖･････････････････････4 g
　 しょうゆ･････････････････････3 g
　 塩･････････････････････････1 g
　 こしょう・黒････････････････････1 g
　 ごま油･･････････････････････0.5 g
　 コチュジャン･････････････････2 g

〈つくり方〉
❶いかは細切りにして、ゆでる。
❷たまねぎ、きゅうり、にんじんをせん切りにする。にんじんはゆでる。
❸たれ：ごまを炒ってすり鉢ですり、調味料Ⓐ、おろしにんにくを入れて混ぜ合わせる。
❹①②を混ぜ合わせ、たれで和える。

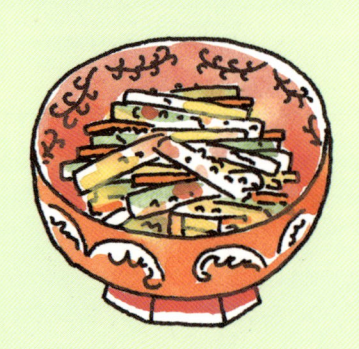

〈栄養量〉
たんぱく質	10 g	ビタミンB₁	0.05 mg
脂　質	1.7 g	ビタミンB₂	0.04 mg
カルシウム	33 mg	ビタミンC	4 mg
鉄	0.5 mg	食物繊維	0.7 g
ビタミンA	47 μg	塩　分	1.9 g
（レチノール当量）

帆立キウイソース　　120 kcal

〈材　料〉　　　　　　　（1人分）
ほたて貝柱（3個）････････････････50 g
塩････････････････････････････0.5 g
こしょう・黒････････････････････0.5 g
小麦粉・薄力粉････････････････5 g
なたね油････････････････････････2 g
ソース キウイフルーツ･･･････････50 g
　　　 塩･････････････････････0.5 g
　　　 こしょう・黒･････････････0.5 g
　　　 純米酢･････････････････2 g
　　　 コーンスターチ････････････1 g
イタリアンパセリ･･････････････････1 g

〈つくり方〉
❶塩・こしょうしたほたてに小麦粉をまぶし、フライパンで焼く。
❷ソース：皮をむいたキウイをミキサーにかけ、なべに入れて火にかけ、調味料で味をととのえ、コーンスターチでとろみをつける。
❸ほたてを皿に盛り、ソースをかけ、イタリアンパセリを添える。

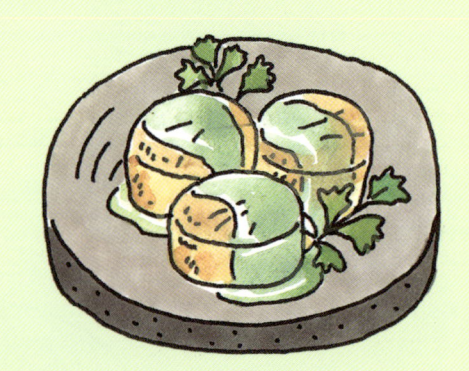

〈栄養量〉
たんぱく質	10 g	ビタミンB₁	0.01 mg
脂　質	2.3 g	ビタミンB₂	0.05 mg
カルシウム	28 mg	ビタミンC	37 mg
鉄	0.6 mg	食物繊維	1.4 g
ビタミンA	9 μg	塩　分	1.1 g
（レチノール当量）

さば味噌だれかけ　　204 kcal

〈材料〉　　　　　　　　　　　　　　（1人分）
- まさば　　　　　　　　　　　　　　　60 g
- 塩　　　　　　　　　　　　　　　　0.5 g
- 根深ねぎ　　　　　　　　　　　　　20 g
- なたね油　　　　　　　　　　　　　0.5 g
- Ⓐ
  - 豆みそ　　　　　　　　　　　　15 g
  - 三温糖　　　　　　　　　　　　 6 g
  - 純米酒　　　　　　　　　　　　 3 g
  - 本みりん　　　　　　　　　　　 4 g
  - 顆粒だし＊　　　　　　　　　　 2 g

＊マルハチ村松（鰹の素ゴールド印）

〈つくり方〉
❶みそだれ：なべに調味料Ⓐを入れて火にかけ、焦がさないように、へらで底からかき混ぜ、つやがでるまで練る。
❷さばに塩をふり、フライパンで両面を焼く。ねぎは5 cm長さに切り、フライパンで転がしながら焼く。
❸さばを皿に盛り、みそだれをかけて、ねぎを添える。

〈栄養量〉
たんぱく質	15.6 g
脂　質	9.4 g
カルシウム	36 mg
鉄	1.8 mg
ビタミンA	15 μg
（レチノール当量）	
ビタミンB₁	0.1 mg
ビタミンB₂	0.2 mg
ビタミンC	2 mg
食物繊維	1.4 g
塩　分	3.2 g

いかと里芋の煮物　　123 kcal

〈材料〉　　　　　　　　　　　　　　（1人分）
- いか・輪切り　　　　　　　　　　　40 g
- さといも・冷凍　　　　　　　　　　80 g
- さやえんどう　　　　　　　　　　　10 g
- 煮汁
  - 顆粒だし＊　　　　　　　　　　 2 g
  - しょうゆ/三温糖　　　　　　5 g/3 g
  - 純米酒/本みりん　　　　　　　各 2 g
  - 水　　　　　　　　　　　　　　適宜

＊マルハチ村松（鰹の素ゴールド印）

〈つくり方〉
❶なべで煮汁をつくり、火にかけて、いかを入れる。いかに火がとおったらいったん取り出し、さといもを入れて煮る。さといもに火がとおったら、いかをなべに戻し、火を止める。
❷盛りつけ、ゆでたさやえんどうを添える。

〈栄養量〉
たんぱく質	10.2 g	ビタミンB₁	0.09 mg
脂　質	0.6 g	ビタミンB₂	0.05 mg
カルシウム	28 mg	ビタミンC	10 mg
鉄	0.7 mg	食物繊維	1.9 g
ビタミンA	10 μg	塩　分	1.9 g
（レチノール当量）			

いわしねぎ風味　　172 kcal

〈材料〉　　　　　　　　　　　　　　（1人分）
- まいわし/塩　　　　　　　　　60 g/0.5 g
- Ⓐ
  - 純米酒/本みりん　　　　　　2 g/1 g
  - しょうゆ　　　　　　　　　　　 3 g
- ごま・いり　　　　　　　　　　　　 2 g
- 葉ねぎ　　　　　　　　　　　　　　10 g
- しょうが・おろし　　　　　　　　　 1 g
- トマト（1/4個）　　　　　　　　　　60 g
- カリフラワー/塩　　　　　　　30 g/0.5 g

〈つくり方〉
❶いわしに塩をふって、しばらくおく。
❷ごまは軽くすり、ねぎは小口切りにする。
❸なべにいわしと②、調味料Ⓐを入れて煮る。
❹カリフラワーを小房に分けてゆでる。
❺盛りつけ、カリフラワーとトマトと添える。

〈栄養量〉
たんぱく質	14 g	ビタミンB₁	0.08 mg
脂　質	9.6 g	ビタミンB₂	0.28 mg
カルシウム	84 mg	ビタミンC	38 mg
鉄	1.7 mg	食物繊維	2 g
ビタミンA	67 μg	塩　分	1.6 g
（レチノール当量）			

白身魚マスタード焼き　186 kcal

〈材料〉　　　　　　　　　　　（1人分）
- さわら……………………………60 g
- 塩…………………………………0.5 g
- こしょう・黒……………………0.5 g
- 根深ねぎ…………………………10 g
- まいたけ・生……………………10 g
- 粒入りマスタード………………6 g
- マヨネーズ………………………7 g
- さやいんげん……………………30 g
- プチトマト（2個）………………20 g

〈つくり方〉
1. みじん切りのねぎ・まいたけ、マスタード、マヨネーズを混ぜ合わせる。
2. 魚に塩・こしょうして①をのせ、オーブンで表面がきつね色になるまで焼く（200度10分）。
3. 盛りつけて、半分に切って塩ゆでにしたさやいんげん、プチトマトを付け合わせる。

〈栄養量〉
- たんぱく質　14.1 g
- 脂　質　　　12.3 g
- カルシウム　35 mg
- 鉄　　　　　1.1 mg
- ビタミンA　32 μg
  （レチノール当量）
- ビタミンB₁　0.16 mg
- ビタミンB₂　0.36 mg
- ビタミンC　5 mg
- 食物繊維　　1.6 g
- 塩　分　　　1 g

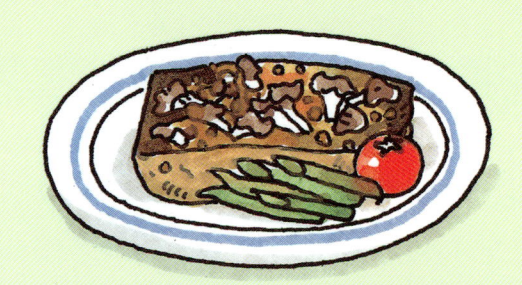

鮭とポテトの味噌シチュー　234 kcal

〈材料〉　　　　　　　　　　　（1人分）
- 白鮭………………………………30 g
- 塩/こしょう・黒……………各0.5 g
- なたね油…………………………0.5 g
- じゃがいも………………………70 g
- たまねぎ…………………………40 g
- 生しいたけ………………………20 g
- 冷凍だし*¹またはブイヨン*²…16 g
- だし昆布…………………………1 g
- Ⓐ 純米酒……………………………5 g
  　豆みそ……………………………12 g
- 無塩バター/牛乳………… 4 g/75 g
- 葉ねぎ……………………………5 g

*1 エバラ（冷凍ガラ15分湯チキン）
*2 キスコ（フレッシュ丸鶏のチキンブイヨン）

〈つくり方〉
1. じゃがいも、たまねぎは適当な大きさに、しいたけはイチョウに切る。
2. なべで鮭を炒め、だし汁、こんぶを入れて火にかける。
3. 調味料Ⓐを入れて煮込み、野菜に火がとおったら、バター、牛乳を入れ、暖まったら火を止める。
4. 器に盛り、みじん切りのねぎをちらす。

〈栄養量〉
- たんぱく質　13.8 g
- 脂　質　　　9.4 g
- カルシウム　128 mg
- 鉄　　　　　1.7 mg
- ビタミンA　72 μg
  （レチノール当量）
- ビタミンB₁　0.18 mg
- ビタミンB₂　0.28 mg
- ビタミンC　32 mg
- 食物繊維　　3.5 g
- 塩　分　　　2 g

幽庵焼き　129 kcal

〈材料〉(1人分)
- さわら……60 g
- 漬け汁
  - しょうゆ……5 g
  - 純米酒……3 g
  - 砂糖……0.5 g
  - 本みりん……5 g
  - ゆず・果皮……2 g
- はじかみ……5 g

〈つくり方〉
❶漬け汁(柚子庵地)：輪切りにしたゆずと調味料を合わせる。
❷漬け汁に魚を20分ほど漬け込んでから、オーブンで焼く(200度10分)。
❸漬け汁をなべに入れて火にかけ、煮立たせてかけ汁をつくる。
❹盛りつけて、はじかみを添える。

〈栄養量〉
- たんぱく質　12.5 g
- 脂　質　5.8 g
- カルシウム　14 mg
- 鉄　0.6 mg
- ビタミンA　8 µg (レチノール当量)
- ビタミンB_1　0.06 mg
- ビタミンB_2　0.22 mg
- ビタミンC　3 mg
- 食物繊維　0.3 g
- 塩　分　1.2 g

桜海老としらすの卵焼き　114 kcal

〈材料〉(1人分)
- 卵……50 g
- さくらえび・素干し……5 g
- しらす干し・微乾燥……10 g
- 葉ねぎ/にんじん……各5 g
- A
  - 塩……0.5 g
  - しょうゆ……1 g
- だいこん……40 g
- しょうゆ……1 g

〈つくり方〉
❶にんじんはせん切り、ねぎは小口切りにする。
❷卵を割りほぐし、①、桜えび、しらす干し、調味料Ⓐを混ぜ合わせ、油をしいたオーブン皿に入れて焼く(180度10分)。
❸だいこんおろしを、しょうゆで和え、添える。

〈栄養量〉
- たんぱく質　12.2 g
- 脂　質　5.6 g
- カルシウム　161 mg
- 鉄　1.3 mg
- ビタミンA　135 µg (レチノール当量)
- ビタミンB_1　0.06 mg
- ビタミンB_2　0.24 mg
- ビタミンC　7 mg
- 食物繊維　0.8 g
- 塩　分　1.6 g

鮭のハーブ焼き　90 kcal

〈材料〉(1人分)
- 白　鮭……60 g
- 塩/こしょう・黒……各0.5 g
- パセリ……1 g
- ローズマリー/オレガノ/バジル……少々
- ソース
  - ベシャメルソース*1……5.7 g
  - 若草ソース*2……10.7 g
  - 白ワイン……3 g
  - 塩/こしょう・黒……1 g/0.5 g

*1 サンク(ベシャメルソース)
*2 サンク(ブロッコリーの若草ソース)

〈つくり方〉
❶鮭に塩・こしょうして、みじん切りのパセリとハーブをふり、オーブンで焼く(180度10分)。
❷ソース：ベシャメルソースと若草ソースを合わせ、ワイン、塩、こしょうで味をととのえる。
❸鮭を盛りつけ、ソースをかける。

〈栄養量〉
- たんぱく質　14.1 g
- 脂　質　2.6 g
- カルシウム　20 mg
- 鉄　0.7 mg
- ビタミンA　20 µg (レチノール当量)
- ビタミンB_1　0.11 mg
- ビタミンB_2　0.16 mg
- ビタミンC　15 mg
- 食物繊維　0.5 g
- 塩　分　1.6 g

ムニエルのキャロットソース　177 kcal

〈材　料〉　　　　　　　　　　(1人分)
- さわら･････････････････････60 g
- 塩････････････････････････0.5 g
- こしょう・白･･･････････････0.1 g
- 小麦粉・薄力粉･･･････････････6 g
- 無塩バター･･････････････････5 g
- ソース
  - キャロットソース*1 ･･･････10 g
  - ベシャメルソース*2 ･･･････15 g
  - 白ワイン･････････････････2 g
  - 塩･････････････････････0.7 g
  - こしょう・白･･･････････････0.1 g
  - にんにく・おろし･･･････････0.3 g
- パセリ･･･････････････････････1 g

*1 サンク（にんじんのもみじソース）
*2 サンク（ベシャメルソース No. 1）

〈つくり方〉
❶さわらに塩・こしょうし、小麦粉をつける。
❷油をしいたオーブン皿に魚を並べ、上にバターを置いて、オーブンで焼く（180度10分）。
❸ソース：キャロットソースとベシャメルソースを混ぜ合わせ、ワイン、塩、こしょう、おろしにんにくで味をととのえる。
❹皿に魚を盛りつけてソースをかけ、みじん切りにしたパセリをちらす。

〈栄養量〉
たんぱく質	13 g
脂質	10.2 g
カルシウム	21 mg
鉄	0.9 mg
ビタミン A	129 µg
(レチノール当量)	
ビタミン B_1	0.07 mg
ビタミン B_2	0.23 mg
ビタミン C	2 mg
食物繊維	0.5 g
塩　分	1.4 g

ムニエルの温野菜ソース　166 kcal

〈材　料〉　　　　　　　　　　(1人分)
- まあじ････････････････････60 g
- 塩･････････････････････････2 g
- こしょう・黒･･･････････････0.5 g
- 小麦粉・薄力粉･･･････････････6 g
- オリーブ油････････････････2.5 g
- たまねぎ･･････････････････20 g
- な　す････････････････････20 g
- ピーマン・緑･･････････････････5 g
- ピーマン・赤････････････････10 g
- トマト･･････････････････････10 g
- 生しいたけ････････････････････10 g
- ドレッシング
  - オリーブ油･･････････････2.5 g
  - にんにく・おろし･･･････････1 g
  - 塩･･･････････････････････1 g
  - こしょう・黒･････････････0.5 g
  - 冷凍だし*1 またはブイヨン*2 ･･･････10 g

*1 エバラ（冷凍ガラ15分湯チキン）
*2 キスコ（フレッシュ丸鶏のチキンブイヨン）

〈つくり方〉
❶まあじに塩・こしょうし、小麦粉をまぶして、オーブンで焼く（180度10分）。
❷野菜はせん切りにする。トマト以外の野菜はゆでて水気をきる。
❸ドレッシング：だし汁に調味料を加える。
❹魚が冷めないうちにドレッシングに漬け込む。
❺魚を皿に盛りつけ、②をのせる。

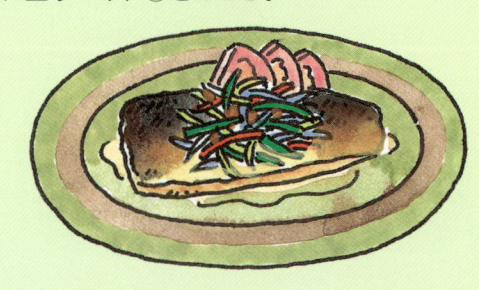

〈栄養量〉
たんぱく質	14.1 g
脂質	7.4 g
カルシウム	32 mg
鉄	0.9 mg
ビタミン A	23 µg
(レチノール当量)	
ビタミン B_1	0.11 mg
ビタミン B_2	0.18 mg
ビタミン C	26 mg
食物繊維	1.6 g
塩　分	3.2 g

まぐろねぎ味噌和え　　121 kcal

〈材料〉　　　　　　　　　　　（1人分）
みなみまぐろ・赤身（刺身用）……………80 g
根深ねぎ……………………………………16 g
豆みそ………………………………………14.4 g
本みりん……………………………………3.6 g
かつお節……………………………………0.6 g
しそ…………………………………………1 g

〈つくり方〉
❶みじん切りにしたねぎ、みそ、みりん、かつお節をよく混ぜる。
❷①と食べやすい大きさに薄切りしたまぐろを混ぜ合わせて器に盛り、せん切りにしたしそを天盛りにする。

〈栄養量〉
たんぱく質	20.3 g
脂質	1.6 g
カルシウム	33 mg
鉄	2.5 mg
ビタミンA	14 μg
（レチノール当量）	
ビタミンB₁	0.04 mg
ビタミンB₂	0.07 mg
ビタミンC	2 mg
食物繊維	1.4 g
塩分	1.7 g

豆腐の甘辛煮　　129 kcal

〈材料〉　　　　　　　　　　　（1人分）
焼き豆腐（1/3丁）…………………………100 g
ほんしめじ…………………………………20 g
にら…………………………………………40 g
顆粒だし*……………………………………2 g
Ⓐ しょうゆ……………………………………5 g
　 本みりん/三温糖……………………各2 g
ごま油………………………………………1 g
＊マルハチ村松（鰹の素ゴールド印）

〈つくり方〉
❶しめじはほぐし、にらは5 cmに切る。
❷なべに豆腐と①を入れ、ひたひたのだし汁を入れて火にかける。
❸煮立ったら調味料Ⓐを入れ、弱火で煮込む。
❹仕上げにごま油をおとす。

〈栄養量〉
たんぱく質	9.8 g	ビタミンB₁	0.11 mg
脂質	6.9 g	ビタミンB₂	0.19 mg
カルシウム	172 mg	ビタミンC	8 mg
鉄	2.2 mg	食物繊維	2.2 g
ビタミンA	116 μg	塩分	1.5 g
（レチノール当量）			

鯛のあらの豆腐煮　　342 kcal

〈材料〉　　　　　　　　　　　（1人分）
鯛のあら……………………………………80 g
木綿豆腐……………………………………200 g
ホワイトスープストック*…………………16 g
浜納豆………………………………………1.7 g
　　しょうゆ………………………………8 g
Ⓐ 三温糖…………………………………4 g
　　純米酒/本みりん……………………3 g/2 g
根深ねぎ……………………………………30 g
＊カゴメ（ブロードディポッロ）または
　キスコ（ホテル用冷凍ブイヨン）

〈つくり方〉
❶ねぎは斜め薄切りにする。
❷なべにスープストック、調味料Ⓐを入れて煮立てる。
❸鯛のあら、ねぎ、浜納豆、一人分（半丁）に切った豆腐を入れて、弱火で煮る。

〈栄養量〉
たんぱく質	31.8 g	ビタミンB₁	0.43 mg
脂質	17.2 g	ビタミンB₂	0.18 mg
カルシウム	263 mg	ビタミンC	5 mg
鉄	2.3 mg	食物繊維	1.6 g
ビタミンA	9 μg	塩分	1.5 g
（レチノール当量）			

麻婆豆腐

すばやく決めてアツアツをどうぞ
豆腐はくずしすぎないで!

材料 222kcal
(1人分)

木綿豆腐	150 g
乾しいたけ	4 g
豚ひき肉/根深ねぎ	各20 g
しょうが/にんにく	各1 g
冷凍だし*1 またはブイヨン*2	16 g
なたね油	1 g
A 豆板醤	0.5 g
しょうゆ	4 g
さんしょう・粒	1 g
八丁みそ/甜麺醤	各4 g
砂糖	0.5 g
かたくり粉	5 g
葉ねぎ	5 g

*1 エバラ（冷凍ガラ15分湯チキン）
*2 キスコ（フレッシュ丸鶏のチキンブイヨン）

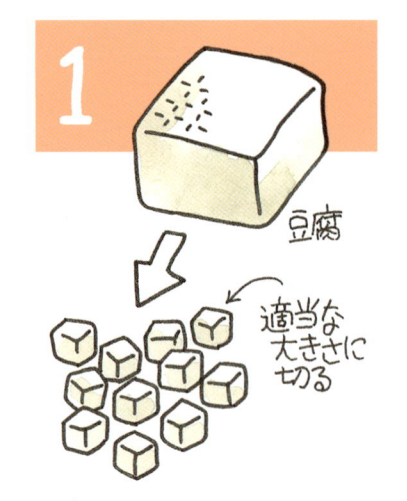

1 豆腐

適当な大きさに切る

豆腐は適当な大きさに切っておく。

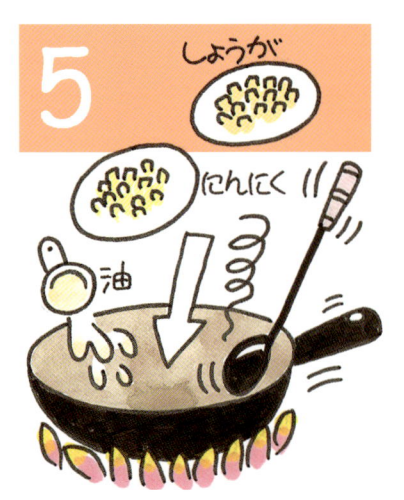

5 しょうが / にんにく / 油

鍋に油を入れ、③のにんにく、しょうがを香りよく炒める。

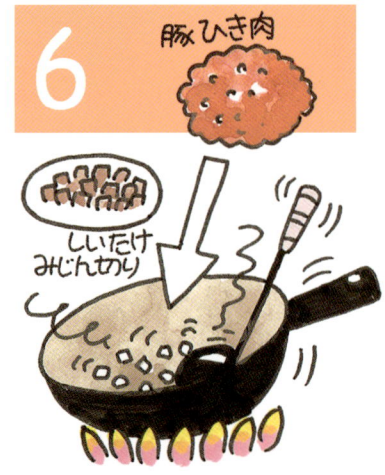

6 豚ひき肉 / しいたけみじんぎり

香りが出たら、②のしいたけのみじんぎりと豚ひき肉を入れ、ポロポロになるまでよく炒める。

たんぱく質	脂質	カルシウム	鉄	ビタミンA	ビタミンB₁	ビタミンB₂	ビタミンC	食物繊維	塩分
16.7 g	11.5 g	212 mg	2.8 mg	9 μg	0.16 mg	0.19 mg	4 mg	3.4 g	1.6 g

※ビタミンA：レチノール当量

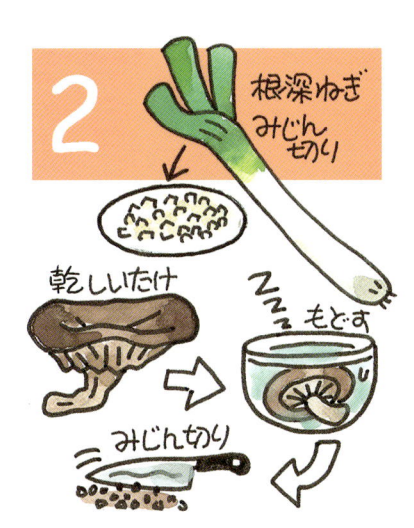

2 根深ねぎ みじん切り / 乾しいたけ / もどす / みじん切り

根深ねぎはみじん切り、乾しいたけは水で戻し、みじん切りにしておく。

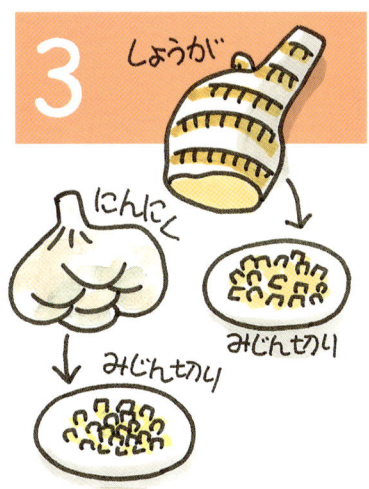

3 しょうが / にんにく / みじん切り

しょうが、にんにくもそれぞれみじん切りにしておく。

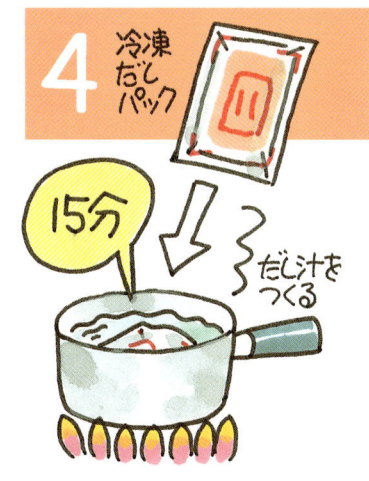

4 冷凍だしパック / 15分 / だし汁をつくる

鍋に分量の水と冷凍だしパックを入れ、だしをとっておく。

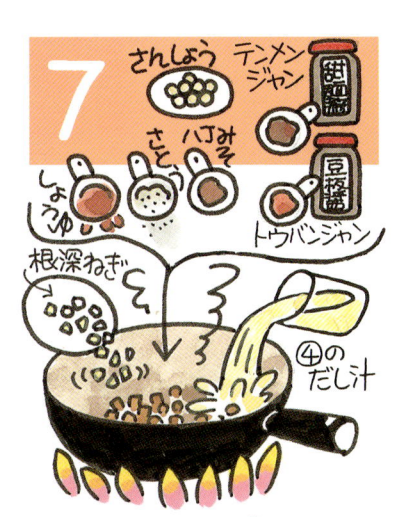

7 さんしょう / テンメンジャン / さとう / ハ丁みそ / 豆板醤 / トウバンジャン / しょうゆ / 根深ねぎ / ④のだし汁

さらに②の根深ねぎのみじん切りを炒め、④のだし汁と調味料Ⓐで味をととのえる。

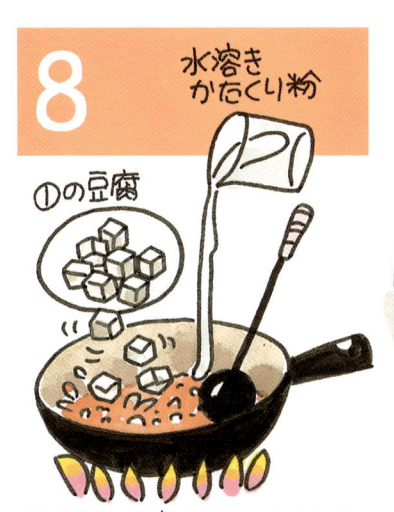

8 水溶きかたくり粉 / ①の豆腐

鍋に①の豆腐を入れ、あたたまったら、水溶きかたくり粉でとろみをつける。

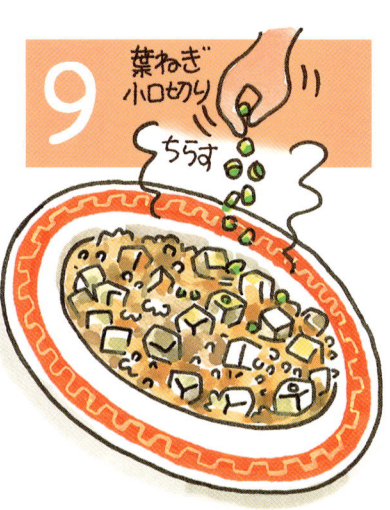

9 葉ねぎ小口切り / ちらす

⑧を皿に盛り、上から葉ねぎの小口切りを散らす。

千草焼き　　113 kcal

〈材　料〉　　　　　　　　　　(1人分)
にんじん……………………………15 g
葉ねぎ………………………………5 g
たけのこ……………………………10 g
生しいたけ…………………………10 g
卵……………………………………60 g
Ⓐ ┌ 塩………………………………1 g
　 └ こしょう・黒…………………0.5 g
なたね油……………………………1 g

〈つくり方〉
❶にんじん、たけのこ、しいたけはせん切り、ねぎは小口切りにする。
❷卵を割りほぐし、①と調味料Ⓐを混ぜ合わせてオーブンで焼く（180度10分）。

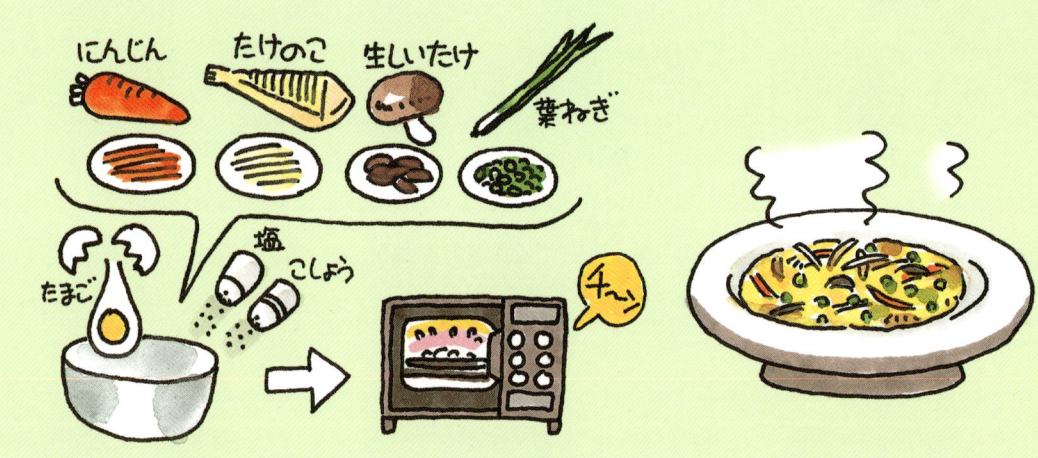

〈栄養量〉
たんぱく質	8.3 g
脂　　質	7.3 g
カルシウム	42 mg
鉄	1.3 mg
ビタミンA	212 μg
(レチノール当量)	
ビタミンB₁	0.06 mg
ビタミンB₂	0.3 mg
ビタミンC	4 mg
食物繊維	1.2 g
塩　　分	1.2 g

小田巻き蒸し　　278 kcal

〈材　料〉　　　　　　　　　　(1人分)
うどん・ゆで………………………150 g
卵……………………………………50 g
顆粒だし*……………………………2 g
Ⓐ ┌ 塩………………………………1 g
　 │ しょうゆ………………………0.5 g
　 │ 純米酒…………………………1 g
　 └ 本みりん………………………1 g
蒸しかまぼこ………………………12 g
鶏もも肉・皮つき…………………10 g
みつば………………………………2 g
＊マルハチ村松（鰹の素ゴールド印）

〈つくり方〉
❶だしをとり、調味料Ⓐで味を整え、割りほぐした卵と合わせておく。
❷器にうどん、かまぼこ、鶏肉を入れて①を注ぎ入れ、みつばをちらして、蒸す。

〈栄養量〉
たんぱく質	13.8 g
脂　　質	7.8 g
カルシウム	40 mg
鉄	1.4 mg
ビタミンA	81 μg
(レチノール当量)	
ビタミンB₁	0.07 mg
ビタミンB₂	0.26 mg
ビタミンC	0 mg
食物繊維	1.3 g
塩　　分	2.8 g

おいしさにこだわるなら、まず水と、だしと、調味料。流通と技術革新により、便利で安心な、本物志向の製品が手軽に使える時代です。

宝袋煮

何が入っているのかな…楽しみも味のうち

材料　123 kcal
（1人分）

油揚げ	20 g
にんじん	5 g
乾しいたけ	1 g
昆布	8 g
なると	10 g
かんぴょう	2 g
Ⓐ 顆粒だし*	2 g
しょうゆ	5 g
三温糖	3 g
さやいんげん	5 g

＊マルハチ村松（鰹の素ゴールド印）

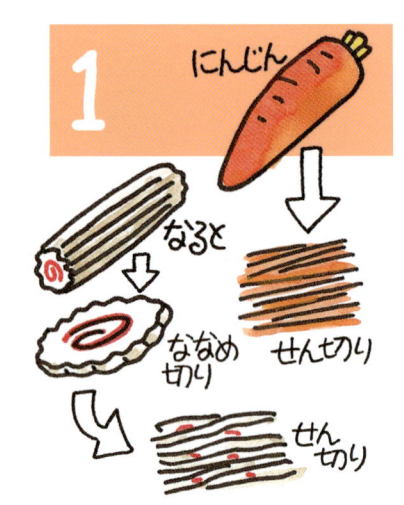

1 にんじんはせん切り。なるとは、ななめ切りの後、せん切りにしておく。

📝 MEMO　風味調味料のお話

　風味調味料とは、風味原料（かつお、しいたけ、昆布等）および調味料（アミノ酸等）に糖類、食塩を加え、乾燥し、粉末状にした調味料をいいます。市販品では、だしの素、粉末だしなどがあります。

　原材料は、風味原料（かつおエキス、昆布粉末等）、食塩、ブドウ糖または砂糖、調味料（アミノ酸等）ですが、それぞれの使用量の違いによって値段が異なります。

　原材料名は、使用量の多いものから順に記載する決まりになっています。したがって、風味原料（かつおエキス、昆布粉末等）が一番最初に記載されているものは値段が高く、味もよいことになります。JAS法では、これらの原料を10％以上使用したものには、かつおだしと表示でき、かつおの絵を描くことができると定められています。

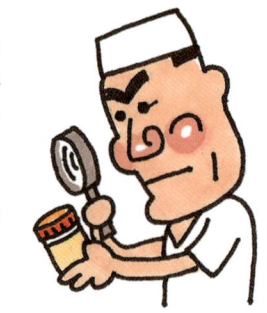

たんぱく質	脂　質	カルシウム	鉄	ビタミンA	ビタミンB_1	ビタミンB_2	ビタミンC	食物繊維	塩　分
6.2 g	6.8 g	148 mg	1.8 mg	41 μg	0.04 mg	0.07 mg	1 mg	4.6 g	2.6 g

※ビタミンA：レチノール当量

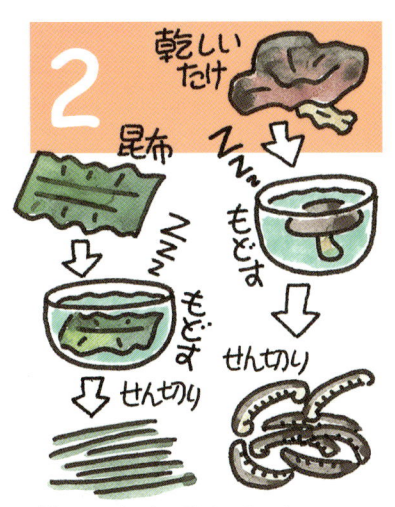

2 乾しいたけ、昆布は、水でじっくり戻し、適当な長さでせん切りにする。

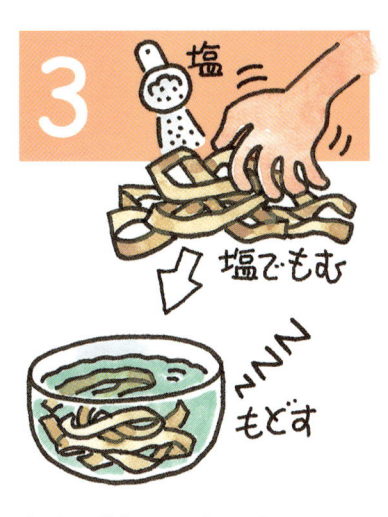

3 かんぴょうは、塩でよくもんでから、長いまま水でゆっくりと戻す。

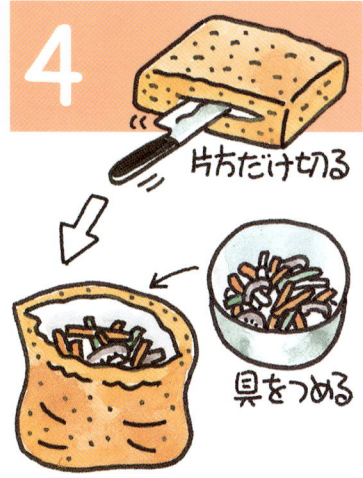

4 油揚げの一方を切り開き、①②の具材をまぜたものを中へ詰め込む。

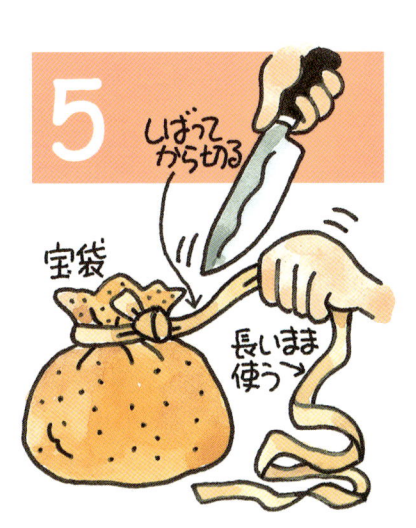

5 かんぴょうは、長いままの方が絞りやすいので、端から袋の口を絞ってから切る。

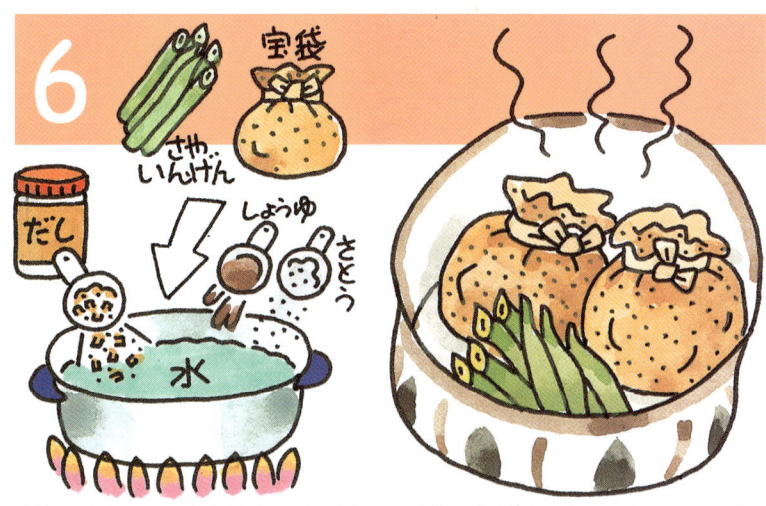

6 鍋に水と調味料Ⓐを入れ、煮汁をつくり、さやいんげんと宝袋を入れ、煮る。

器に宝袋を盛りつけ、さやいんげんを添える。

おくら梅肉あえ

応用がいろいろきく梅肉和え さっぱりがうれしい

材料 29 kcal （1人分）

- オクラ………………………………20 g
- うめ・調味漬………………………5 g
- ヨーグルト・全脂無糖……………16 g
- 本みりん……………………………4 g
- かつお削り節………………………0.3 g

たんぱく質	脂　質	カルシウム	鉄	ビタミンA
1.3 g	0.6 g	42 mg	0.2 mg	17 µg
ビタミンB₁	ビタミンB₂	ビタミンC	食物繊維	塩　分
0.03 mg	0.04 mg	2 mg	1.2 g	0.4 g

※ビタミンA：レチノール当量

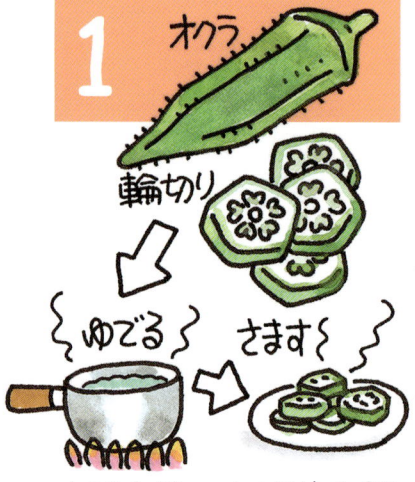

1 オクラを輪切りにしてサッとゆでてさましておく。

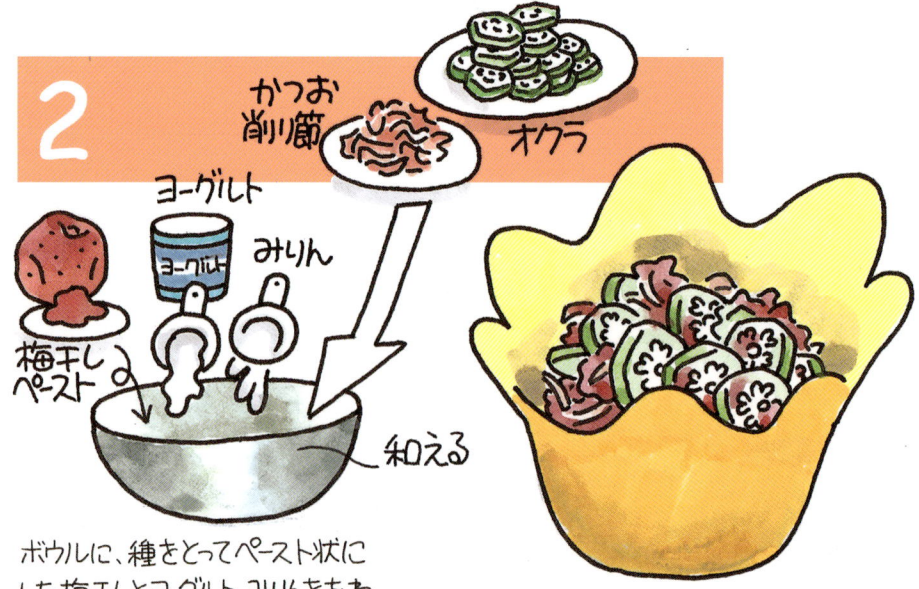

2 ボウルに、種をとってペースト状にした梅干しとヨーグルト、みりんをあわせ①のオクラと削り節を和える。

器に盛ってできあがり。

水キムチ　67 kcal

〈材料〉(1人分)

きゅうり	150 g
だいこん	30 g
にんじん	20 g
塩	8 g
キムチだし　昆布茶	0.5 g
キムチだし　熱湯	100 g
キムチだし　砂糖	1.8 g
キムチだし　しょうが	4 g
キムチだし　にんにく・おろし	10 g
キムチだし　韓国唐辛子	0.5 g
ごま・いり	3 g

〈つくり方〉

❶きゅうりは縦に4等分、次に長さを4等分し、塩をふっておく。だいこん、にんじんは細いせん切りにし、別々に塩をふってしんなりさせる。

❷昆布茶を熱湯で溶かし、砂糖、せん切りにしたしょうが、にんにく、韓国唐辛子を加えて味をととのえる。

❸①を、それぞれ水洗いして水気を切り、②に加え、いりごまをふり入れる。

〈栄養量〉

たんぱく質	2.1 g
脂質	1.9 g
カルシウム	70 mg
鉄	0.7 mg
ビタミンA	202 μg
(レチノール当量)	
ビタミンB₁	0.06 mg
ビタミンB₂	0.05 mg
ビタミンC	13 mg
食物繊維	2.3 g
塩分	8.6 g

MEMO 削り節のお話

　削り節の原料には、まぐろ、かつお、いわし、あじ、さばなどが使われますが、一般的に削り節というと、「かつお削り節」「かつおぶし削り節」の2種類があります。

　「かつお削り節」は「かつおのふし」つまり「なまり節」を水分26％以下まで乾燥したものを削り、さらに水分を21％以下まで乾燥したものを袋詰めにしたもので、別名「花かつお」と表示されます。

　「かつおぶし削り節」は、私たちが一般に「削り節」とよんでいるもので、正式名称「かれぶし」を削って袋詰めにしたものです。

　これらの違いは、次のようになります。

色と形態……「かつお削り節」はピンク色で削り幅が広い。
　　　　　　「かつおぶし削り節」はくすんだ色で削り幅が小さく破片状。
香り…………「かつお削り節」はかつおそのものの香りがし、良好。
　　　　　　「かつおぶし削り節」は香りがおちる。
使用の違い…お浸しや焼きそばなど、香りを求める場合は「かつお削り節」。
　　　　　　だし汁など、旨味を求める場合は「かつおぶし削り節」。

　清汁の場合は、まず「かつおぶし削り節」でだしをとり、追いかつおで「かつお削り節」を入れると、旨味と香りのよいだしがとれます。「花かつお」だけでだしをとると、香りはよくても、飲んでみると味のないだしになってしまいます。

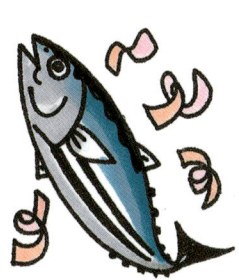

きゅうりのヨーグルトサラダ

ヨーグルトの酸味が絶妙 さわやかフレッシュサラダ

材料　95kcal
（1人分）

きゅうり/紫たまねぎ	各40 g
モンゴルの塩	0.5 g
ヨーグルト・全脂無糖	32 g
クリームチーズ	10 g
レモン果汁	4 g
オリーブ油	2 g
塩	0.5 g
こしょう・白	0.3 g

たんぱく質	脂質	カルシウム	鉄	ビタミンA
2.8 g	6.4 g	65 mg	0.2 mg	47 µg

ビタミンB$_1$	ビタミンB$_2$	ビタミンC	食物繊維	塩分
0.04 mg	0.08 mg	11 mg	1.1 g	1.1 g

※ビタミンA：レチノール当量

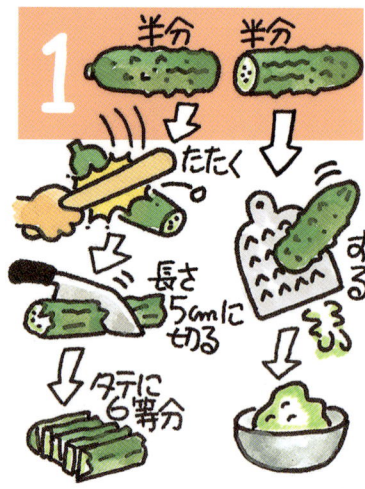

1 半分 半分　たたく　長さ5cmに切る　する　タテに6等分

きゅうりの半分はすりおろし、残りの半分はたたいて5cm程に切りタテに4〜6等分する。

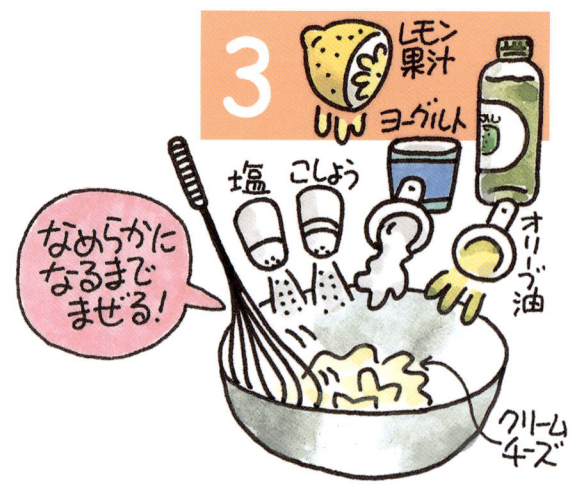

3 レモン果汁　ヨーグルト　塩　こしょう　オリーブ油　クリームチーズ　なめらかになるまでまぜる！

ボウルにクリームチーズを入れよくまぜ滑らかになったらヨーグルト、レモン、オリーブ油、塩、こしょうで味をととのえる。

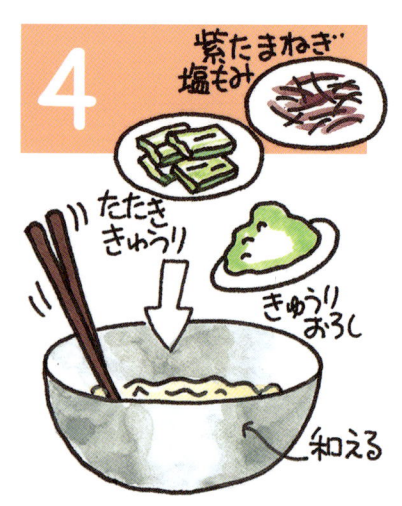

4 紫たまねぎ塩もみ　たたききゅうり　きゅうりおろし　和える

③のボウルに①の2種類のきゅうりと②の紫たまねぎを入れて和える。

かんぴょうときゅうりの酢の物　40 kcal

〈材料〉　　　　　　　　　　（1人分）
かんぴょう･････････････････････5 g
きゅうり･････････････････････30 g
みょうが･････････････････････5 g
しらす干し・微乾燥･････････････10 g

合わせ酢
- 純米酢･････････････6 g
- はちみつ･････････････2 g
- 顆粒だし*･････････････1 g
- 塩･････････････0.5 g

＊マルハチ村松（鰹の素ゴールド印）

〈つくり方〉
❶かんぴょうは水からゆでて、爪が立つくらいの堅さにもどす。水にとって冷まし、水気を切って、2 cmの長さに切る。
❷きゅうりは薄く小口切りにして塩少々をふり、しんなりしたら水気を絞る。
❸みょうがは縦にせん切りにする。
❹合わせ酢：材料を混ぜ、じゃこを加える。
❺❹と材料を合わせる。

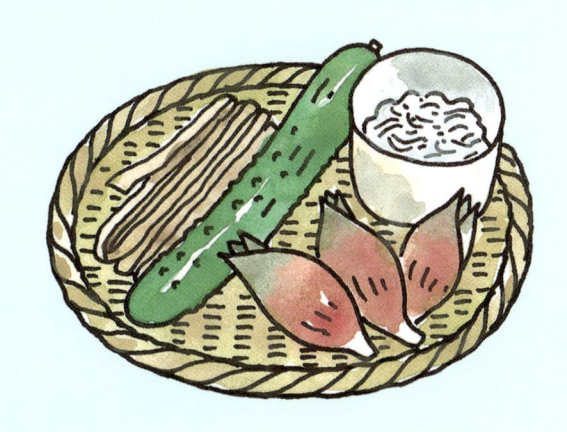

〈栄養量〉
たんぱく質	3.3 g	ビタミンB₁	0.02 mg
脂質	0.2 g	ビタミンB₂	0.02 mg
カルシウム	43 mg	ビタミンC	4 mg
鉄	0.4 mg	食物繊維	1.9 g
ビタミンA（レチノール当量）	23 μg	塩分	0.9 g

---

2 紫たまねぎは、薄切りし、ボウルに入れ、少量の塩をふり、もんでおく。

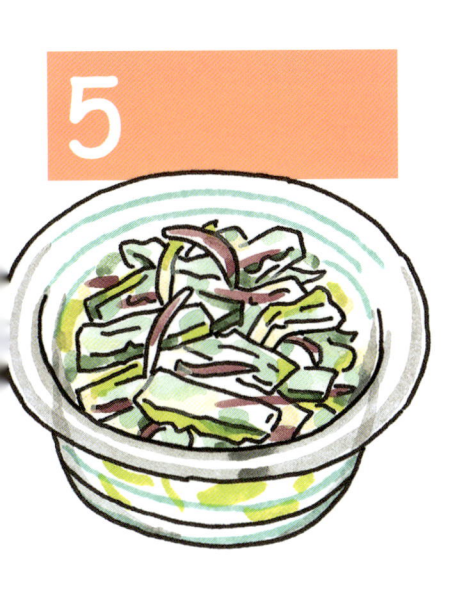

5 削り節を入れ、和えて器に盛る。

切干し大根　　　76 kcal

〈材料〉　　　　　　　　　　(1人分)
- 切干し大根……………………………8 g
- にんじん………………………………20 g
- 油揚げ…………………………………5 g
- 乾しいたけ……………………………2 g
- Ⓐ 三温糖………………………………3 g
　　しょうゆ……………………………5 g
　　純米酒/本みりん…………………各1 g
- 顆粒だし*………………………………2 g

*マルハチ村松（鰹の素ゴールド印）

〈つくり方〉
❶切干し大根はぬるま湯で戻し、食べやすい大きさに切る。
❷にんじん、油揚げ、戻した乾しいたけをせん切りにする。
❸なべでだしをとり、①、②、調味料Ⓐを入れ、弱火で煮る。

〈栄養量〉
たんぱく質	2.8 g
脂　質	1.8 g
カルシウム	67 mg
鉄	1.2 mg
ビタミンA	152 μg
(レチノール当量)	
ビタミンB₁	0.05 mg
ビタミンB₂	0.07 mg
ビタミンC	1 mg
食物繊維	3.1 g
塩　分	1.6 g

たたききゅうり　　　21 kcal

〈材料〉　　　　　　　　　　(1人分)
- きゅうり………………………………60 g
- しょうが・おろし……………………1 g
- Ⓐ 純米酢………………………………5 g
　　砂　糖………………………………3 g
　　塩……………………………………0.5 g

〈つくり方〉
❶きゅうりをたたき、食べやすい大きさに切る。
❷おろししょうが、調味料Ⓐを混ぜ合わせて、きゅうりを和える。

〈栄養量〉
たんぱく質	0.6 g
脂　質	0.1 g
カルシウム	16 mg
鉄	0.2 mg
ビタミンA	17 μg
(レチノール当量)	
ビタミンB₁	0.03 mg
ビタミンB₂	0.02 mg
ビタミンC	8 mg
食物繊維	0.2 g
塩　分	0 g

トマトサラダ　　　19 kcal

〈材料〉　　　　　　　　　　(1人分)
- トマト…………………………………75 g
- しそ……………………………………2 g
- たまねぎ………………………………10 g
- モンゴル塩……………………………1 g

〈つくり方〉
❶しそはせん切り、たまねぎはみじん切りにして水にさらす。
❷半月切りにしたトマトを皿に盛り、塩をふって、①を上からちらす。

〈栄養量〉
たんぱく質	0.7 g
脂　質	0.1 g
カルシウム	12 mg
鉄	0.2 mg
ビタミンA	51 μg
(レチノール当量)	
ビタミンB₁	0.04 mg
ビタミンB₂	0.02 mg
ビタミンC	13 mg
食物繊維	1.1 g
塩　分	1 g

きゅうりの酢の物　26 kcal

〈材料〉　　　　　　　　　（1人分）
きゅうり……………………………60 g
湯通し塩蔵わかめ・塩抜き………10 g
さくらえび・素干し…………………2 g
Ⓐ｛純米酢……………………………7 g
　　はちみつ…………………………2.5 g
　　塩…………………………………0.5 g

〈つくり方〉
❶きゅうりは半月の薄切りにする。
❷わかめは塩抜きして食べやすい大きさに切り、熱湯にさっと通して冷水にとり、水気を切る。
❸調味料Ⓐで、きゅうり、わかめを和える。
❣酢の物にはちみつを入れると、味がまろやかになる。

〈栄養量〉
たんぱく質	2.1 g	ビタミンB₁	0.02 mg
脂　質	0.2 g	ビタミンB₂	0.02 mg
カルシウム	60 mg	ビタミンC	8 mg
鉄	0.3 mg	食物繊維	1 g
ビタミンA	19 μg	塩　分	0.7 g
（レチノール当量）			

山芋の酢味噌和え　117 kcal

〈材料〉　　　　　　　　　（1人分）
やまのいも…………………………60 g
ツナ・缶……………………………30 g
ほうれんそう………………………30 g
湯通し塩蔵わかめ・塩抜き…………3 g
ソース｛純米酢………………………6 g
　　　　豆みそ………………………8 g
　　　　はちみつ……………………3 g

〈つくり方〉
❶やまいもはせん切りにする。
❷ほうれんそうはゆでて、山いもの長さに切る。
❸わかめは塩抜きして食べやすい大きさに切り、熱湯にさっと通して冷水にとり、水気を切る。
❹ソース：調味料を合わせる。
❺器にやまいも、ほうれんそう、わかめ、ツナを盛り、ソースをかける。

〈栄養量〉
たんぱく質	8.9 g	ビタミンB₁	0.14 mg
脂　質	2 g	ビタミンB₂	0.12 mg
カルシウム	47 mg	ビタミンC	14 mg
鉄	2.2 mg	食物繊維	2 g
ビタミンA	106 μg	塩　分	1.4 g
（レチノール当量）			

オクラ納豆　58 kcal

〈材料〉　　　　　　　　　（1人分）
オクラ………………………………20 g
糸引き納豆…………………………25 g
しょうゆ……………………………3 g

〈つくり方〉
❶オクラはゆでて小口切りにする。
❷オクラと納豆をしょうゆで和える。

〈栄養量〉
たんぱく質	4.8 g	ビタミンA	11 μg	ビタミンC	2 mg
脂　質	2.5 g	（レチノール当量）		食物繊維	2.7 g
カルシウム	42 mg	ビタミンB₁	0.04 mg	塩　分	0.4 g
鉄	1 mg	ビタミンB₂	0.16 mg		

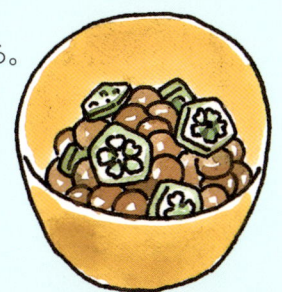

まぐろとわかめ酢味噌和え　82 kcal

〈材料〉　　　　　　　　　　　（1人分）
みなみまぐろ・赤身 ……………………50 g
湯通し塩蔵わかめ・塩抜き ……………5 g
きゅうり …………………………………30 g
酢みそ ┃ 豆みそ ………………………………7 g
　　　 ┃ はちみつ ……………………………3 g
　　　 ┃ 純米酢 ………………………………10 g
　　　 ┃ 練りマスタード ……………………1 g
　　　 ┃ しょうが ……………………………1 g

〈つくり方〉
❶わかめは塩抜きして食べやすい大きさに切り、熱湯にさっと通して冷水にとり、水気を切る。
❷きゅうりは半月の薄切りにする。
❸酢みそ：調味料を混ぜ合わせる。
❹わかめ、きゅうり、まぐろ（一口大の薄切り）を、酢みそで和える。

〈栄養量〉
たんぱく質	12.5 g	ビタミンB$_1$	0.03 mg
脂質	0.9 g	ビタミンB$_2$	0.04 mg
カルシウム	24 mg	ビタミンC	4 mg
鉄	1.5 mg	食物繊維	1 g
ビタミンA	12 μg	塩分	0.9 g
(レチノール当量)			

わかめさっと煮　36 kcal

〈材料〉　　　　　　　　　　　（1人分）
湯通し塩蔵わかめ・塩抜き ……………10 g
しらす干し・微乾燥 ……………………10 g
Ⓐ ┃ しょうゆ ……………………………7 g
　 ┃ 純米酒 ………………………………4 g
　 ┃ 本みりん ……………………………4 g
顆粒だし* …………………………………2 g
しょうが …………………………………1 g
*マルハチ村松（鰹の素ゴールド印）

〈つくり方〉
❶わかめは塩抜きして食べやすい大きさに切る。
❷なべにわかめ、ひたひたのだし汁を入れて火にかける。
❸しらす、みじん切りにしたしょうが、調味料Ⓐを入れ、さっと煮る。

〈栄養量〉
たんぱく質	3.5 g	ビタミンB$_1$	0.02 mg
脂質	0.2 g	ビタミンB$_2$	0.02 mg
カルシウム	28 mg	ビタミンC	0 mg
鉄	0.3 mg	食物繊維	0.3 g
ビタミンA	16 μg	塩分	2.4 g
(レチノール当量)			

きゅうりの梅肉和え　20 kcal

〈材料〉　　　　　　　　　　　（1人分）
きゅうり …………………………………60 g
かつお削り節 ……………………………1 g
たれ ┃ 梅干し ………………………………10 g
　　 ┃ 本みりん ……………………………2 g

〈つくり方〉
❶きゅうりを軽くたたいて繊維を砕き、食べやすい大きさの乱切りにする。
❷たれ：梅干しをすり鉢ですって、みりんでのばす。
❸きゅうりと削り節を混ぜ、たれで和える。

〈栄養量〉
たんぱく質	1.5 g
脂質	0.1 g
カルシウム	23 mg
鉄	0.4 mg
ビタミンA	18 μg
(レチノール当量)	
ビタミンB$_1$	0.02 mg
ビタミンB$_2$	0.02 mg
ビタミンC	8 mg
食物繊維	1 g
塩分	2.2 g

グリーンサラダ　　38 kcal

〈材料〉　　　　　　　　　　（1人分）
- 洋野菜………………………10 g
- クレソン……………………15 g
- ラディッシュ…………………5 g
- レタス………………………15 g
- ドレッシング
  - オリーブ油…………………2 g
  - 純米酢………………………3 g
  - しょうゆ/砂糖……………各1 g
  - 梅干し………………………10 g

〈つくり方〉
1. ラディッシュは薄い輪切りに、その他の野菜は食べやすい大きさに切る。
2. ドレッシング：すり鉢で、梅干しに酢を加えながらすり、その他の調味料を入れる。
3. 野菜を混ぜ合わせ、ドレッシングで和える。

〈栄養量〉
たんぱく質	0.9 g	ビタミンB_1	0.04 mg
脂　質	2.1 g	ビタミンB_2	0.06 mg
カルシウム	37 mg	ビタミンC	13 mg
鉄	0.4 mg	食物繊維	1.5 g
ビタミンA	55 μg	塩　分	2.4 g
（レチノール当量）			

冬瓜吉野煮　　56 kcal

〈材料〉　　　　　　　　　　（1人分）
- とうがん…………………100 g
- むきえび……………………30 g
- 顆粒だし*……………………2 g
- A
  - しょうゆ……………………1 g
  - 塩……………………………2 g
- かたくり粉…………………2 g
- グリンピース・冷凍…………3 g

＊マルハチ村松（鰹の素ゴールド印）

〈つくり方〉
1. とうがんは皮をむき食べやすい大きさに切る。
2. だしをとり、調味し、とうがんを入れて煮る。
3. とうがんに火がとおったら、むきえびを入れてさらに煮て、かたくり粉でとろみをつける。
4. 器に盛り、ゆでたグリンピースを飾る。

〈栄養量〉
たんぱく質	6.8 g	ビタミンB_1	0.03 mg
脂　質	0.2 g	ビタミンB_2	0.04 mg
カルシウム	38 mg	ビタミンC	40 mg
鉄	0.6 mg	食物繊維	1.5 g
ビタミンA	2 μg	塩　分	3.1 g
（レチノール当量）			

ヨーグルトサラダ　　109 kcal

〈材料〉　　　　　　　　　　（1人分）
- もも・缶……………………30 g
- バナナ………………………30 g
- うんしゅうみかん・缶………20 g
- パインアップル・缶…………20 g
- ヨーグルト・全脂無糖………30 g
- ブルーベリー・ジャム…………5 g

〈つくり方〉
1. 缶詰の果物は適当な大きさに、バナナは輪切りにする。
2. 果物をヨーグルトで和える。
　※甘さは、添付の粉砂糖で調整。
3. 器に盛り、ブルーベリージャムをかける。

〈栄養量〉
たんぱく質	1.8 g
脂　質	1 g
カルシウム	42 mg
鉄	0.3 mg
ビタミンA	19 μg
（レチノール当量）	
ビタミンB_1	0.06 mg
ビタミンB_2	0.07 mg
ビタミンC	10 mg
食物繊維	1.2 g
塩　分	0 g

山芋味噌ソース　　62 kcal

〈材　料〉　　　　　　　　　　（1人分）
やまのいも……………………………40 g
ソース ┏ 白みそ………………………5 g
　　　 ┃ しょうゆ……………………3 g
　　　 ┃ 本みりん……………………5 g
　　　 ┗ 三温糖………………………3 g

〈つくり方〉
❶やまいもはせん切りにする。
❷みそソース：調味料を混ぜ合わせる。
❸やまいもを盛りつけ、みそソースをかける。

〈栄養量〉
たんぱく質	2 g	ビタミン B1	0.04 mg
脂　質	0.6 g	ビタミン B2	0.02 mg
カルシウム	15 mg	ビタミン C	2 mg
鉄	0.6 mg	食物繊維	0.7 g
ビタミン A	0 µg	塩　分	1 g
（レチノール当量）			

茶碗蒸し　　115 kcal

〈材　料〉　　　　　　　　　　（1人分）
卵………………………………………40 g
顆粒だし*………………………………2 g
Ⓐ ┏ 塩……………………………………1 g
　 ┃ しょうゆ……………………………0.5 g
　 ┃ 純米酒………………………………1 g
　 ┗ 本みりん……………………………1 g
蒸しかまぼこ…………………………12 g
鶏もも肉・皮つき……………………10 g
ぎんなん………………………………5 g
みつば…………………………………2 g
　＊マルハチ村松（鰹の素ゴールド印）

温野菜サラダ　　43 kcal

〈材　料〉　　　　　　　　　　（1人分）
たまねぎ………………………………30 g
なす……………………………………20 g
ピーマン・緑/赤…………………各10 g
トマト…………………………………30 g
生しいたけ……………………………10 g
ドレッシング ┏ オリーブ油……………………1 g
　　　　　　 ┃ 冷凍だし*1またはブイヨン*2…2 g
　　　　　　 ┃ にんにく・おろし……………0.5 g
　　　　　　 ┃ 塩………………………………0.5 g
　　　　　　 ┗ しょうゆ………………………5 g
サラダ菜………………………………5 g
　＊1 エバラ（冷凍ガラ 15 分湯チキン）
　＊2 キスコ（フレッシュ丸鶏のチキンブイヨン）

〈つくり方〉
❶野菜はすべて角切りにしてゆでる。
❷ドレッシング：調味料を合わせる。
❸野菜とドレッシングを合わせる。
❹器にサラダ菜を敷いて、③を盛りつける。

〈栄養量〉
たんぱく質	1.7 g	ビタミン B1	0.06 mg
脂　質	1.2 g	ビタミン B2	0.07 mg
カルシウム	17 mg	ビタミン C	34 mg
鉄	0.4 mg	食物繊維	2 g
ビタミン A	28 µg	塩　分	1.2 g
（レチノール当量）			

〈つくり方〉
❶卵を割りほぐし、調味料Ⓐで味つけしただし汁でのばす。
❷器に具を入れ、①を注ぎ入れて蒸す。
❸蒸しあがりぎわに、約 1.5 cm に切ったみつばを入れて蒸しあげる。

〈栄養量〉
たんぱく質	8.9 g
脂　質	6.2 g
カルシウム	26 mg
鉄	0.9 mg
ビタミン A	67 µg
（レチノール当量）	
ビタミン B1	0.05 mg
ビタミン B2	0.21 mg
ビタミン C	1 mg
食物繊維	0.1 g
塩　分	2.3 g

かぶの梅肉和え　26 kcal

〈材料〉　　　　　　　　　（1人分）
- かぶ・葉……………………………30 g
- 塩……………………………………1 g
- かぶ・根、皮つき…………………40 g
- 和え衣
  - 梅干し……………………………10 g
  - かつお削り節……………………1 g
  - 本みりん…………………………2 g

〈つくり方〉
❶かぶの葉は小口切りにして、塩でもんでおく。根は半月の薄切りにする。
❷梅干しの種を取り、包丁でたたいてから、削り節、みりんを加えて混ぜる。
❸①を②で和える。

〈栄養量〉
たんぱく質	1.8 g	ビタミンB₁	0.04 mg
脂質	0.1 g	ビタミンB₂	0.07 mg
カルシウム	92 mg	ビタミンC	32 mg
鉄	0.9 mg	食物繊維	1.8 g
ビタミンA	70 µg	塩分	2.2 g

(レチノール当量)

青菜の白和え　109 kcal

〈材料〉　　　　　　　　　（1人分）
- 木綿豆腐（絞り豆腐）……………100 g
- こまつな……………………………50 g
- にんじん……………………………20 g
- ぶなしめじ…………………………10 g
- Ⓐ
  - 砂糖………………………………3 g
  - しょうゆ…………………………5 g
  - 塩…………………………………0.1 g
- すりごま……………………………1 g

〈つくり方〉
❶こまつなは食べやすい大きさに、にんじんはせん切り、しめじはほぐして、それぞれゆでる。
❷ごまを炒ってすり鉢ですり、豆腐を入れてさらにすり、調味料Ⓐを混ぜ、①を和える。

〈栄養量〉
たんぱく質	8.3 g	ビタミンB₁	0.15 mg
脂質	4.9 g	ビタミンB₂	0.13 mg
カルシウム	224 mg	ビタミンC	21 mg
鉄	2.6 mg	食物繊維	2.4 g
ビタミンA	282 µg	塩分	0.8 g

(レチノール当量)

ふろふき大根　63 kcal

〈材料〉　　　　　　　　（1人分）
- だいこん……………………………100 g
- 顆粒だし*……………………………2 g
- しょうゆ……………………………3 g
- 本みりん……………………………1 g
- ゆずみそ
  - 豆みそ……………………………6 g
  - 三温糖……………………………3 g
  - 純米酒……………………………2 g
  - 本みりん…………………………1 g
  - ゆず・果皮………………………0.5 g

＊マルハチ村松（鰹の素ゴールド印）

〈つくり方〉
❶だいこんは人数分に切って隠し包丁を入れ、だし汁と調味料で煮る。
❷ゆずみそ：みそ、砂糖、みりん、酒をなべに入れ、てりがでるまで練り、仕上げにゆずを加える。
❸だいこんを器に盛り、ゆずみそをかける。

〈栄養量〉
たんぱく質	4 g
脂質	0.7 g
カルシウム	271 mg
鉄	3.6 mg
ビタミンA	330 µg

(レチノール当量)

ビタミンB₁	0.09 mg
ビタミンB₂	0.18 mg
ビタミンC	54 mg
食物繊維	4.4 g
塩分	2 g

焼きなす　　20 kcal

〈材料〉　　　　　　　　　　（1人分）
なす･･････････････････････････60 g
Ⓐ しょうが・おろし･･････････････1 g
　 しょうゆ･･････････････････････3 g
　 本みりん･･････････････････････1 g
　 顆粒だし＊････････････････････1 g
＊マルハチ村松（鰹の素ゴールド印）

〈つくり方〉
❶なすはへたを切ってオーブンで焼く。
❷焼けたら、皮をむき、食べやすい大きさに切って調味料Ⓐで和える。
💡なすの皮をむくときは、つまようじや竹串を皮に刺すと簡単！

〈栄養量〉
たんぱく質	1.1 g	ビタミンB_1	0.03 mg
脂　質	0.1 g	ビタミンB_2	0.04 mg
カルシウム	12 mg	ビタミンC	4 mg
鉄	0.2 mg	食物繊維	1.3 g
ビタミンA	5 μg	塩　分	0.9 g
（レチノール当量）			

根菜味噌煮　　58 kcal

〈材料〉　　　　　　　　　　（1人分）
だいこん････････････････････60 g
ごぼう･･････････････････････20 g
にんじん････････････････････10 g
顆粒だし＊･････････････････････2 g
Ⓐ 豆みそ･･････････････････････5 g
　 三温糖･･････････････････････4 g
＊マルハチ村松（鰹の素ゴールド印）

〈つくり方〉
❶野菜を乱切りにする。
❷なべに野菜、だし汁、調味料Ⓐを入れて、弱火でコトコト煮る。

〈栄養量〉
たんぱく質	2.1 g	ビタミンB_1	0.03 mg
脂　質	0.6 g	ビタミンB_2	0.03 mg
カルシウム	35 mg	ビタミンC	8 mg
鉄	0.6 mg	食物繊維	2.6 g
ビタミンA	76 μg	塩　分	1.4 g
（レチノール当量）			

春雨の酢の物　　77 kcal

〈材料〉　　　　　　　　　　（1人分）
はるさめ････････････････････5 g
きゅうり･･･････････････････30 g
にんじん････････････････････5 g
湯通し塩蔵わかめ・塩抜き･････3 g
卵･････････････････････････25 g
合わせ酢 なたね油････････････････0.5 g
　　　　 純米酢･･････････････････7 g
　　　　 はちみつ･･････････････2.5 g
　　　　 塩･･････････････････････0.5 g
　　　　 しょうゆ････････････････0.5 g

〈つくり方〉
❶はるさめを湯で戻し、食べやすい長さに切る。野菜はせん切りにする。
❷わかめは塩抜きして食べやすい大きさに切り、熱湯にさっと通して水にとり、水気を切る。
❸錦糸玉子をつくる。
❹合わせ酢をつくり、①〜③と合わせる。

〈栄養量〉
たんぱく質	3.5 g
脂　質	3.1 g
カルシウム	25 mg
鉄	0.6 mg
ビタミンA	85 μg
（レチノール当量）	
ビタミンB_1	0.03 mg
ビタミンB_2	0.12 mg
ビタミンC	4 mg
食物繊維	0.7 g
塩　分	0.7 g

コーンサラダ　61 kcal

〈材料〉　　　　　　　　　（1人分）
スイートコーン・ホール缶……………30 g
キャベツ……………………………………30 g
きゅうり……………………………………20 g
ドレッシング
　しょうゆ…………………………………3 g
　ヨーグルト・全脂無糖*………………10 g
　ごまペースト……………………………3 g
　　＊ブルガリアヨーグルト

〈つくり方〉
❶キャベツ、きゅうりはせん切りにする。
❷ヨーグルト、ごまペースト、しょうゆを混ぜ合わせる。
❸キャベツ、きゅうり、スイートコーンを②で和える。

〈栄養量〉
たんぱく質	2.5 g	ビタミンB_1	0.05 mg
脂　質	2.2 g	ビタミンB_2	0.06 mg
カルシウム	68 mg	ビタミンC	16 mg
鉄	0.6 mg	食物繊維	2.1 g
ビタミンA	12 μg	塩　分	0.6 g
(レチノール当量)

いちごのクリームチーズ　139 kcal

〈材料〉　　　　　　　　　（1人分）
いちご（3個）……………………………45 g
ラム酒………………………………………3 g
レモン果汁…………………………………3 g
クリームチーズ*…………………………30 g
砂　糖………………………………………3 g
ミント……………………………………適宜
　＊ホイップタイプ

〈つくり方〉
❶クリームチーズを滑らかにしてから、ラム酒、レモン果汁、砂糖を混ぜ合わせる。
❷いちごを器に盛り、①をのせ、ミントを添える。

うの花　100 kcal

〈材料〉　　　　　　　　　（1人分）
おから……………………………………30 g
油揚げ………………………………………5 g
にんじん……………………………………5 g
乾しいたけ…………………………………1 g
焼き竹輪…………………………………10 g
グリンピース・冷凍………………………5 g
顆粒だし*…………………………………2 g
Ⓐ
　しょうゆ…………………………………5 g
　三温糖……………………………………3 g
　純米酒……………………………………1 g
　本みりん………………………………0.5 g
なたね油…………………………………0.5 g
　＊マルハチ村松（鰹の素ゴールド印）

〈つくり方〉
❶油揚げ、にんじん、戻した乾しいたけはせん切り、ちくわは半月の薄切りにする。
❷なべに油を熱して①を炒める。
❸火がとおったら、おからを入れてさらに炒め、だし汁、調味料Ⓐを加え、炒り煮にする。
❹仕上げに、ゆでたグリンピースをちらす。

〈栄養量〉
たんぱく質	5.4 g	ビタミンB_1	0.07 mg
脂　質	3.5 g	ビタミンB_2	0.05 mg
カルシウム	46 mg	ビタミンC	1 mg
鉄	0.9 mg	食物繊維	4.3 g
ビタミンA	40 μg	塩　分	1.8 g
(レチノール当量)

〈栄養量〉
たんぱく質	2.9 g	ビタミンB_1	0.02 mg
脂　質	10 g	ビタミンB_2	0.08 mg
カルシウム	29 mg	ビタミンC	29 mg
鉄	0.2 mg	食物繊維	0.6 g
ビタミンA	75 μg	塩　分	0.2 g
(レチノール当量)

野菜の塩もみ　　17 kcal

〈材　料〉　　　　　　　　　　（1人分）
キャベツ……………………………40 g
きゅうり……………………………12 g
セロリー……………………………10 g
しょうが……………………………1 g
　　昆布茶…………………………0.01 g
　　塩………………………………1 g
　　ごま油…………………………0.5 g

〈つくり方〉
❶野菜はすべてせん切りにする。
❷野菜を塩と昆布茶でもんで、ごま油をたらす。

〈栄養量〉
たんぱく質	0.7 g	ビタミンB_1	0.02 mg
脂　質	0.6 g	ビタミンB_2	0.02 mg
カルシウム	25 mg	ビタミン C	19 mg
鉄	0.2 mg	食物繊維	1 g
ビタミン A	5 µg	塩　分	1 g
(レチノール当量)			

お浸し　　32 kcal

〈材　料〉　　　　　　　　　　（1人分）
ほうれんそう………………………50 g
たまねぎ……………………………30 g
顆粒だし*……………………………2 g
Ⓐ　しょうゆ………………………3 g
　　塩/本みりん…………………各1 g
かつお節……………………………0.5 g
　＊マルハチ村松（鰹の素ゴールド印）

〈つくり方〉
❶ほうれんそうは食べやすい大きさに切り、たまねぎは薄切りにしてゆでる。
❷漬け汁：だしをとり、調味料Ⓐで清汁より濃い目に味つけする。
❸漬け汁に、①を漬けてしばらく置く。
❹③を汁ごと器に盛り、上にかつお節を盛る。

〈栄養量〉
たんぱく質	2.5 g	ビタミンB_1	0.07 mg
脂　質	0.3 g	ビタミンB_2	0.11 mg
カルシウム	33 mg	ビタミン C	20 mg
鉄	1.2 mg	食物繊維	1.9 g
ビタミン A	175 µg	塩　分	2.2 g
(レチノール当量)			

ブロッコリーともやしのゴマヨーグルト　65 kcal

〈材　料〉　　　　　　　　　　（1人分）
ブロッコリー………………………50 g
もやし………………………………30 g
ご　　ヨーグルト・全脂無糖……30 g
ま　ヨ　ごまペースト………………4 g
ヨ　ー　しょうゆ……………………1 g
ー　グ　塩……………………………0.5 g
グ　ル　こしょう・黒…………………0.3 g
ル　ト
ト

〈つくり方〉
❶ブロッコリーを小房に分け、ゆでる。もやしもゆでる。
❷ヨーグルト、ごまペーストを混ぜ合わせ、しょうゆ、塩、こしょうで味をととのえる。
❸①と②を合わせる。

〈栄養量〉
たんぱく質	4.7 g
脂　質	3.4 g
カルシウム	107 mg
鉄	1.1 mg
ビタミン A	43 µg
(レチノール当量)	
ビタミンB_1	0.11 mg
ビタミンB_2	0.17 mg
ビタミン C	63 mg
食物繊維	3.1 g
塩　分	0.7 g

かぼちゃのレモン煮　85 kcal

〈材料〉　　　　　　　　　（1人分）
西洋かぼちゃ……………………60 g
レモン……………………………20 g
Ⓐ 砂糖……………………………5 g
　 塩……………………………0.5 g

〈つくり方〉
❶かぼちゃは皮の汚いところをそぎとり、食べやすい大きさに切る。
❷なべに、かぼちゃ、皮をむいて輪切りにしたレモン、調味料Ⓐ、ひたひたの水を入れて、弱火でコトコト煮る。

〈栄養量〉
たんぱく質	1.3 g	ビタミンB₁	0.06 mg
脂質	0.3 g	ビタミンB₂	0.07 mg
カルシウム	23 mg	ビタミンC	46 mg
鉄	0.3 mg	食物繊維	3.1 g
ビタミンA	198 μg	塩分	0.5 g

(レチノール当量)

なすのしょうが醤油和え　29 kcal

〈材料〉　　　　　　　　　（1人分）
なす………………………………80 g
ピーマン・緑……………………20 g
しょうが・おろし………………1 g
Ⓐ しょうゆ………………………3 g
　 本みりん………………………2 g

〈つくり方〉
❶おろししょうがを、調味料Ⓐと合わせる。
❷なすを丸ごと蒸し、食べやすい大きさに切る。
❸ピーマンは角切りにしてゆでる。
❹なす、ピーマンを①で和える。

〈栄養量〉
たんぱく質	1.3 g	ビタミンB₁	0.05 mg
脂質	0.1 g	ビタミンB₂	0.05 mg
カルシウム	18 mg	ビタミンC	18 mg
鉄	0.4 mg	食物繊維	2.2 g
ビタミンA	13 μg	塩分	0.4 g

(レチノール当量)

ほうれん草のヨーグルト梅肉和え　42 kcal

〈材料〉　　　　　　　　　（1人分）
ほうれんそう……………………60 g
和え衣 うめ・調味漬……………………20 g
　　　 ヨーグルト・全脂無糖…………16 g
　　　 本みりん………………………3.6 g
かつお節…………………………0.3 g

〈つくり方〉
❶ほうれんそうは食べやすい大きさに切ってからゆで、水気を切っておく。
❷梅干しは種を取ってミキサーにかけ、ヨーグルト、みりんを混ぜ合わせる。
❸ほうれんそうを②で和え、器に盛って、かつお節をちらす。

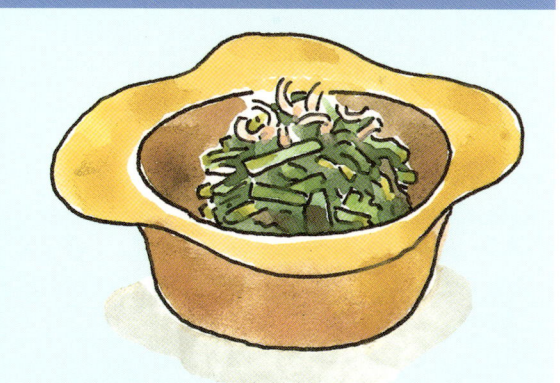

〈栄養量〉
たんぱく質	2.4 g	ビタミンB₁	0.08 mg
脂質	0.8 g	ビタミンB₂	0.15 mg
カルシウム	66 mg	ビタミンC	21 mg
鉄	1.5 mg	食物繊維	2.4 g
ビタミンA	216 μg	塩分	1.4 g

(レチノール当量)

きのこの煮浸し　29 kcal

〈材料〉　　　　　　　　　（1人分）
ぶなしめじ……………………………40 g
エリンギ/まいたけ/白まいたけ……各30 g
生しいたけ……………………………10 g
顆粒だし*………………………………1 g
塩………………………………………0.7 g
しょうゆ………………………………2 g
＊マルハチ村松（鰹の素ゴールド印）

〈つくり方〉
❶きのこはすべて石づきを取り、食べやすい大きさにほぐすか、さく。
❷なべにだし汁を入れて火にかけ、沸騰したら塩、しょうゆで、吸いものよりやや濃い目の味つけにする。
❸②にきのこを入れ、お玉で軽く押し付けて煮汁に浸るようにし、再び煮立ったら火を止める。

〈栄養量〉
たんぱく質	5.1 g	ビタミンB₁	0.27 mg
脂　質	0.9 g	ビタミンB₂	0.47 mg
カルシウム	3 mg	ビタミンC	4 mg
鉄	0.6 mg	食物繊維	4.7 g
ビタミンA	0 μg	塩　分	1 g

（レチノール当量）

五目大豆煮　114 kcal

〈材料〉　　　　　　　　　（1人分）
だいず・ゆで…………………………30 g
にんじん/たけのこ…………………各10 g
鶏むね肉・皮つき……………………10 g
乾しいたけ……………………………3 g
顆粒だし*………………………………2 g
　　　三温糖……………………………3 g
Ⓐ　　しょうゆ…………………………5 g
　　　本みりん…………………………2 g
＊マルハチ村松（鰹の素ゴールド印）

〈つくり方〉
❶野菜、鶏肉は角切りにする。
❷だしをとり、①と調味料Ⓐを入れ、弱火でコトコト煮る。

〈栄養量〉
たんぱく質	8.6 g	ビタミンB₁	0.1 mg
脂　質	4.6 g	ビタミンB₂	0.1 mg
カルシウム	29 mg	ビタミンC	2 mg
鉄	0.8 mg	食物繊維	3.9 g
ビタミンA	83 μg	塩　分	1.6 g

（レチノール当量）

蒸しなすごま酢しょうゆ　48 kcal

〈材料〉　　　　　　　　　（1人分）
なす/根深ねぎ………………100 g/10 g
　　ごま・いり………………………2 g
ごま　しょうゆ…………………………3 g
酢し　純米酢………………………………2 g
ょう　顆粒だし*………………………………2 g
ゆ　　砂　糖…………………………1 g
＊マルハチ村松（鰹の素ゴールド印）
★義歯の方には、ごまペースト（練りごま）を使用してください。

〈つくり方〉
❶なすはへたを切り落として蒸し、皮をむいて食べやすい大きさに切る。
❷ごま酢：ごまを炒ってすり鉢ですり、だし汁と調味料を入れる。
❸なすと、ななめうす切りにしたねぎをごま酢で和える。

〈栄養量〉
たんぱく質	2.3 g
脂　質	1.2 g
カルシウム	47 mg
鉄	0.6 mg
ビタミンA	8 μg

（レチノール当量）

ビタミンB₁	0.07 mg
ビタミンB₂	0.07 mg
ビタミンC	5 mg
食物繊維	2.7 g
塩　分	1.2 g

限られた予算のなかで、どれだけおいしい料理を提供できるか、その知恵と努力が、"食べる人への思いやり"です。

ご飯

ビーフカレー

手軽に本格派の味わいが…
香辛料が織りなす奥深さが魅力

材料　785kcal
（1人分）

精白米/押し麦	90 g/5 g
和牛リブ（角25 g×2）	50 g
オニオンソテー（30％）*1	165 g
にんじん	50 g
冷凍だし*2 またはブイヨン*3	16 g
ブラウンスープストック*4	16 g
マンゴーチャツネ	5 g
カレールウ*5	20 g
塩/赤みそ	適宜/4 g
ガラムマサラ	少々
福神漬/らっきょう・甘酢漬	各10 g
スパイスオイル（図4参照）	

*1 カゴメ（オニオンソテー）
*2 エバラ（冷凍ガラ15分湯チキン）
*3 キスコ（フレッシュ丸鶏のチキンブイヨン）
*4 カゴメ（スーゴディカルネ）
*5 コスモ食品（直火焼きカレールー）

1 炊く 麦 米
冷凍だしパック
15分

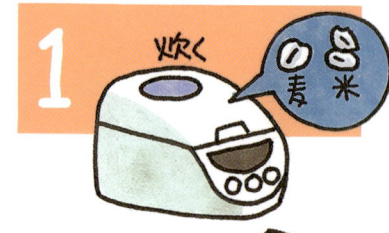

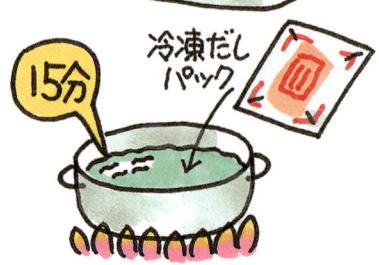

麦と米のごはんを炊く。鍋に分量の湯をわかし、冷凍だしパックでだしをとる。

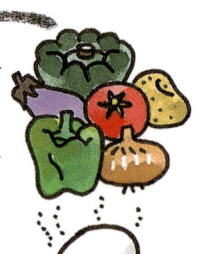

5 ④のスパイスオイル
ガラムマサラ
カレールウ
塩
③のソース

③の鍋に④のスパイスオイル、カレールウ、ガラムマサラを入れ、塩で味をととのえる。

主役の牛肉を他の材料に替えてみましょう。個性的なバリエーションが楽しめます。
●野菜カレー
●卵カレー
●チキンカレー
●カツカレー
その他、カレーに合うものなら、なんでもOK。お好みで！

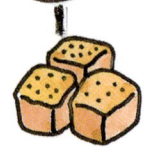

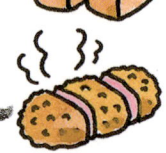

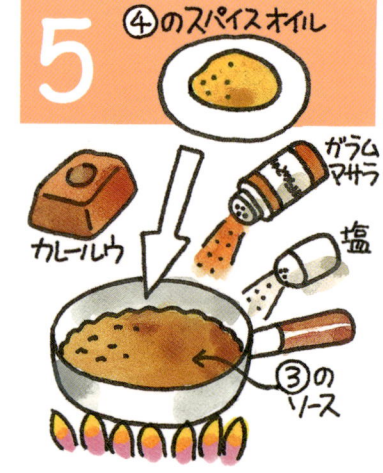

たんぱく質	脂質	カルシウム	鉄	ビタミンA	ビタミンB₁	ビタミンB₂	ビタミンC	食物繊維	塩分
16.7 g	30.4 g	80 mg	2.9 mg	232 µg	0.19 mg	0.16 mg	15 mg	6.2 g	3.5 g

※ビタミンA：レチノール当量

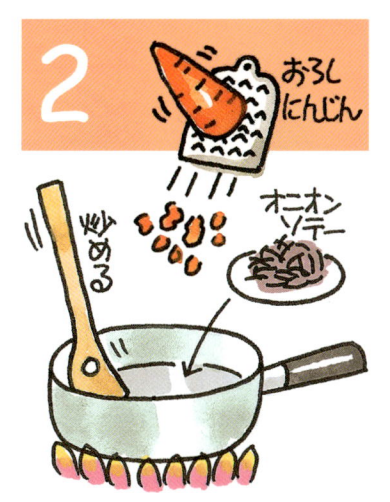

2 鍋にオニオンソテーとおろしたにんじんを入れ、火が通るまで炒める。（油は入れません。）

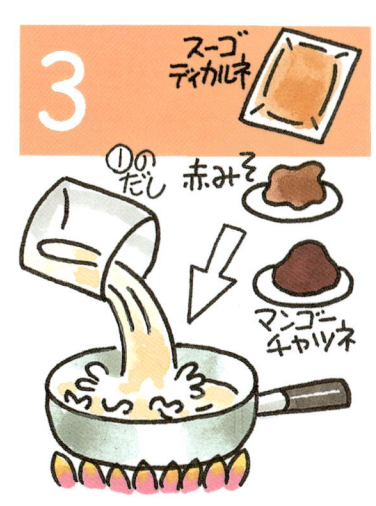

3 ②の鍋に①のだしを入れ、スーゴディカルネ、赤みそ、マンゴーチャツネを入れ煮込む。

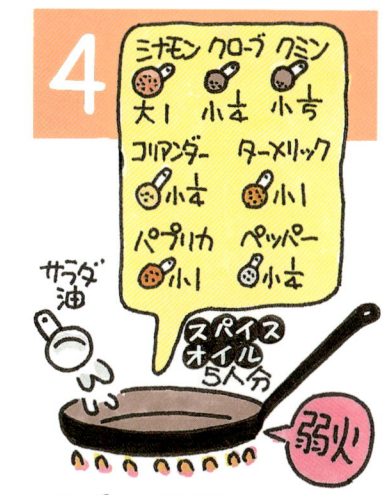

4 フライパンにサラダ油を入れ、上の7種のスパイスを弱火で炒め、泡だったら火をとめる。
★材料を入れてから点火するのがコツ。

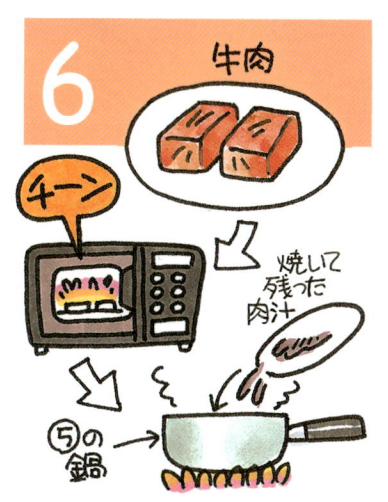

スパイス（5人分）
- シナモン 大1
- クローブ 小¼
- クミン 小⅓
- コリアンダー 小¼
- ターメリック 小1
- パプリカ 小1
- ペッパー 小¼

6 牛肉をオーブンで焼き（ミディアム）、焼きあがったら、皿に残った肉汁を⑤の鍋に入れる。

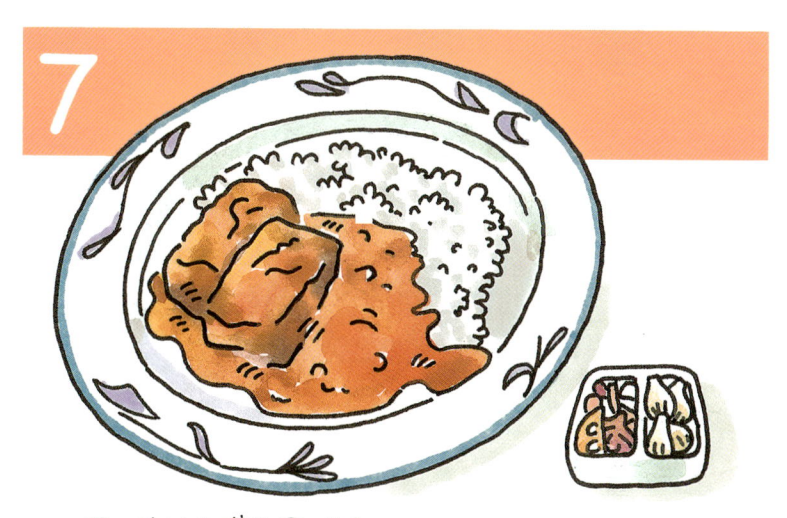

7 皿に①のごはんを盛り、⑥の牛肉をのせ、鍋のカレーを上からかけ、福神漬、らっきょうを添える。

★ミキサー食におすすめ！ミキサーにかけると、さらにおいしくなります。

95

太巻きといなり

まさに日本の食文化を伝える定番
楽しさ、なつかしさがよみがえります

材料 579 kcal
（1人分）

精白米	90 g
A 塩	1 g
A 純米酒	2 g
A だし昆布	1 g
純米酢	7 g
はちみつ	2.5 g
かんぴょう	2 g
B しょうゆ	3 g
B 砂糖	2 g
B 顆粒だし＊	0.5 g
厚焼きたまご	20 g
ほうれんそう	30 g
しょうゆ	1 g
まだら・でんぶ	3 g
焼きのり（1/2枚）	0.5 g
すし油揚げ（1枚）	40 g
C 顆粒だし＊	2 g
C しょうゆ	5 g
C 砂糖	3 g
C 純米酒	1 g
C 本みりん	1 g
しょうが・甘酢漬	10 g

＊マルハチ村松（鰹の素ゴールド印）

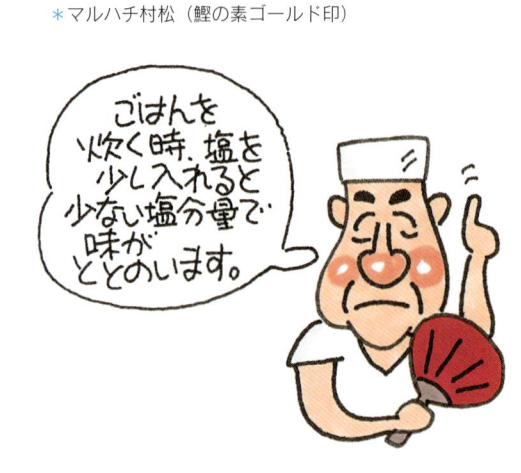

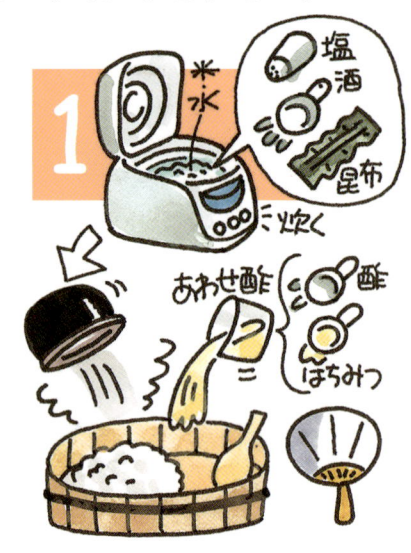

1 調味料Aを入れ、ごはんを炊く。炊けたらすし桶にごはんを移し、あわせ酢をかけ、酢飯をつくる。

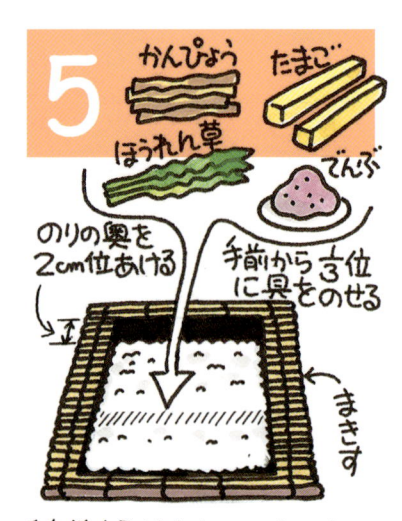

5 【太巻き】巻きすにのりをのせ、①の酢飯を平らにならし、上の具を入れ巻き、適当な大きさに切る。

ごはんを炊く時、塩を少し入れると少ない塩分量で味がととのいます。

96

たんぱく質	脂　質	カルシウム	鉄	ビタミンA	ビタミンB₁	ビタミンB₂	ビタミンC	食物繊維	塩　分
18.3 g	16.1 g	179 mg	3.8 mg	139 μg	0.15 mg	0.2 mg	12 mg	3.1 g	4.1 g

※ビタミンA：レチノール当量

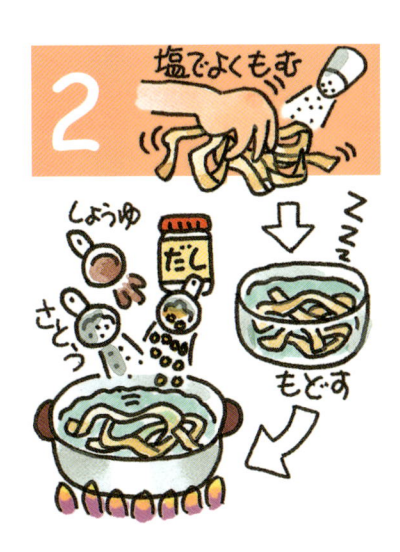

2 塩でよくもむ／しょうゆ／さとう／だし／もどす

かんぴょうは、塩でもみ、水でもどした後、調味料Ⓑで煮る。

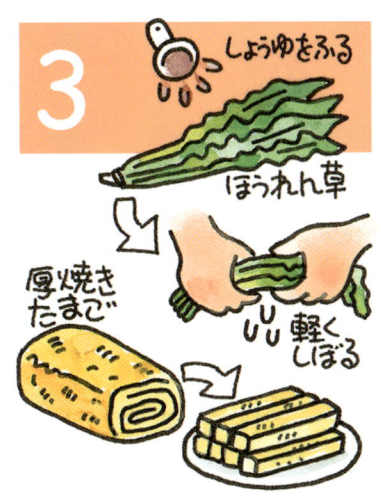

3 しょうゆをふる／ほうれん草／厚焼きたまご／軽くしぼる

ほうれん草をゆで、冷やし水気を切ったら、しょうゆ少々をかけ、しばらく置いたら軽く絞る。卵は角棒状に切る。

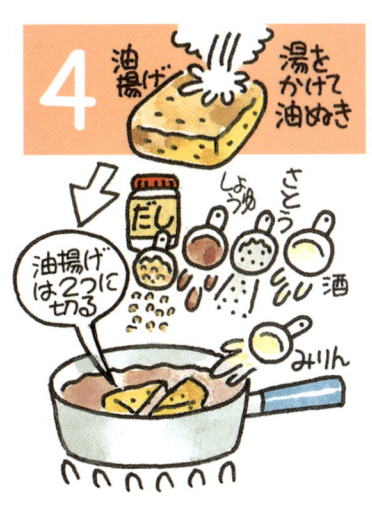

4 油揚げ／湯をかけて油ぬき／だし／しょうゆ／さとう／酒／みりん／油揚げは2つに切る

油揚げを油抜きし、半分に切り、鍋に水と調味料Ⓒを入れ煮る。煮えたらそのままさます。

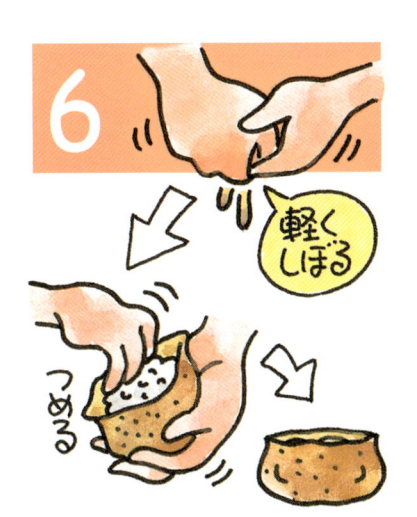

6 軽くしぼる／つめる

【いなり】④の油揚げを軽く絞り、口をあけ、①の酢飯をつめ、形をととのえる。

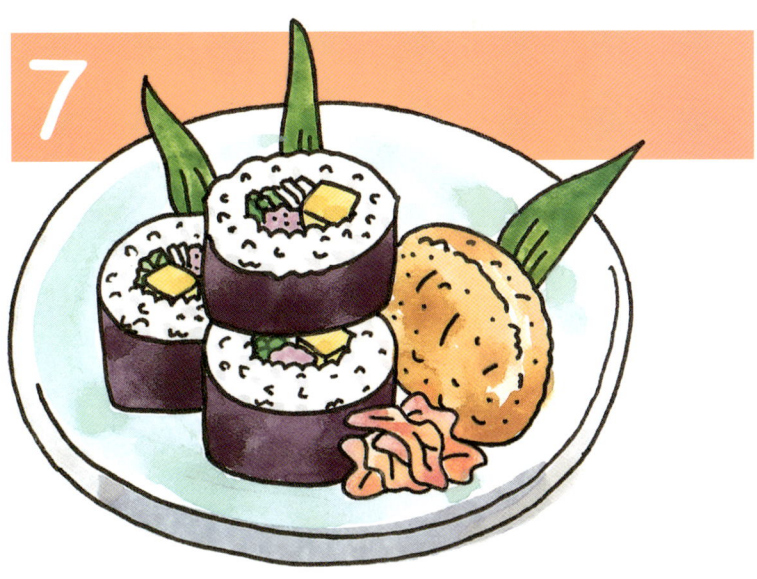

7

太巻きといなりを皿に盛り、しょうがの甘酢漬を添える。

大豆ご飯

ふっくら香ばしい、なつかしい味
大豆を汁につけ込むのがコツ！

材料 404 kcal
（1人分）

精白米		70 g
押し麦		5 g
だいず・乾		30 g
A	顆粒だし*	4 g
	純米酒	2 g
	しょうゆ/塩	3 g/1 g

＊マルハチ村松（鰹の素ゴールド印）

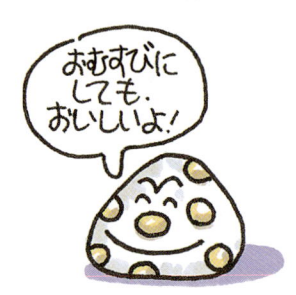

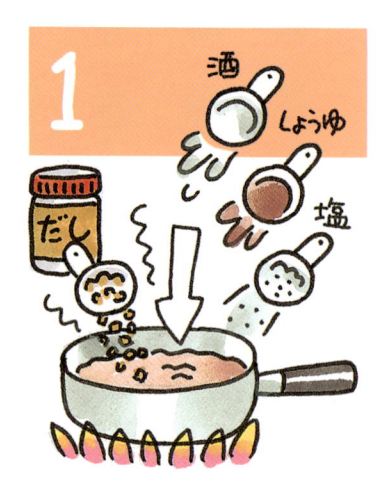

1 鍋に湯をわかし、調味料Aを入れ、すまし汁より少し濃い目の汁をつくる。

おむすびにしても、おいしいよ！

鮭のまぜずし　369 kcal

〈材料〉（1人分）

精白米		80 g
塩鮭		30 g
きゅうり		20 g
青しそ/ごま・いり		各1 g
合わせ酢	純米酢	7 g
	はちみつ	2.5 g
	塩	1 g
しょうが・甘酢漬		10 g

〈つくり方〉
❶米を普通に炊き、寿司飯をつくる。
❷きゅうりは半月の薄切り、しそは大きめの角切りにする。
❸鮭を焼いて皮と骨を除き、ほぐす。
❹寿司飯に、ごま、❷❸を混ぜる。

〈栄養量〉

たんぱく質	12.1 g	ビタミンA	22 μg	ビタミンC	3 mg
脂質	4.6 g	（レチノール当量）		食物繊維	1 g
カルシウム	32 mg	ビタミンB₁	0.12 mg	塩分	1.8 g
鉄	1 mg	ビタミンB₂	0.07 mg		

たんぱく質	脂 質	カルシウム	鉄	ビタミンA	ビタミンB₁	ビタミンB₂	ビタミンC	食物繊維	塩 分
16.4 g	6.4 g	79 mg	3.5 mg	0	0.31 mg	0.12 mg	0	6 g	3 g

※ビタミンA：レチノール当量

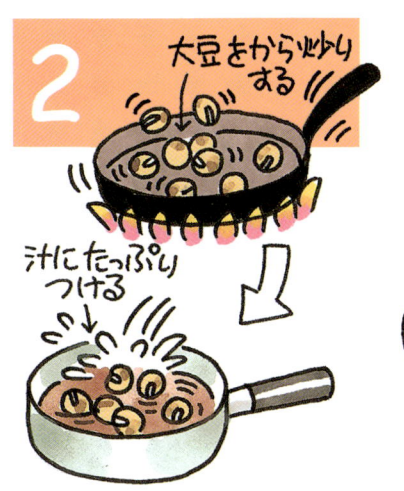

2 大豆をから炒りする / 汁にたっぷりつける

フライパンで大豆をから炒りし、熱いうちに①の汁に漬け、しばらく置いておく。

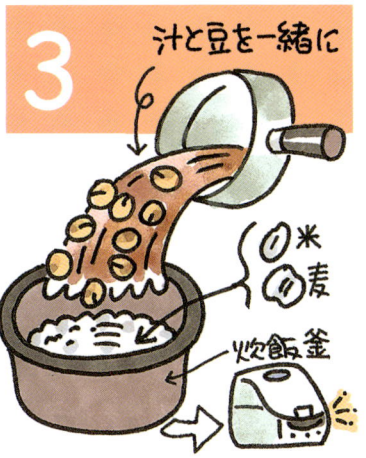

3 汁と豆を一緒に / 米 麦 / 炊飯釜

大豆が水分を吸いきったら、洗った米と麦と一緒に釜に汁ごと入れ水加減して炊く。

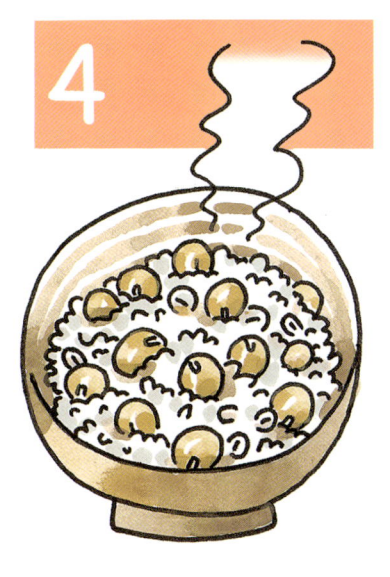

4

器に盛りつけてできあがり。

あさりご飯　282 kcal

〈材料〉　　　　　　　　　　（1人分）
- 精白米 ································ 70 g
- 押し麦 ································· 5 g
- あさり ································ 30 g
- 純米酒 ································· 3 g
- しょうゆ ······························ 4 g
- しょうが ······························ 1 g
- 根みつば ······························ 3 g

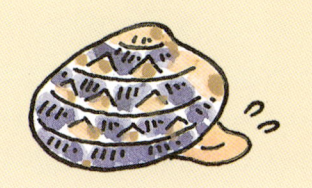

〈つくり方〉

❶あさりはよく水洗いしてから、なべに入れ、酒をふり入れて蒸し煮にする。すべて口があいたら身を取り出す。

❷炊飯器に米と①の汁を入れ、しょうゆで味をつけ、しょうがのせん切りを加え、水加減して炊く。

❸炊きあがったら、約1.5 cmに切ったみつばを混ぜる。

〈栄養量〉

たんぱく質	6.8 g
脂　質	0.8 g
カルシウム	27 mg
鉄	1.9 mg
ビタミンA	5 µg
(レチノール当量)	
ビタミンB₁	0.07 mg
ビタミンB₂	0.07 mg
ビタミンC	1 mg
食物繊維	0.9 g
塩　分	1.2 g

卵チャーハン

ごはんと卵を混ぜると失敗なし パラパラチャーハンの出来上がり

材料　385kcal
（1人分）

精白米/押し麦	70 g / 5 g
卵	50 g
蒸しかまぼこ	20 g
根深ねぎ	10 g
ピーマン・緑	5 g
塩	1 g
こしょう・黒	0.1 g
しょうゆ	0.5 g
ねぎ油	2 g

たんぱく質	脂　質	カルシウム	鉄	ビタミンA
13.3 g	8.1 g	41 mg	1.7 mg	77 µg
ビタミンB₁	ビタミンB₂	ビタミンC	食物繊維	塩　分
0.1 mg	0.24 mg	5 mg	1.2 g	1.8 g

※ビタミンA：レチノール当量

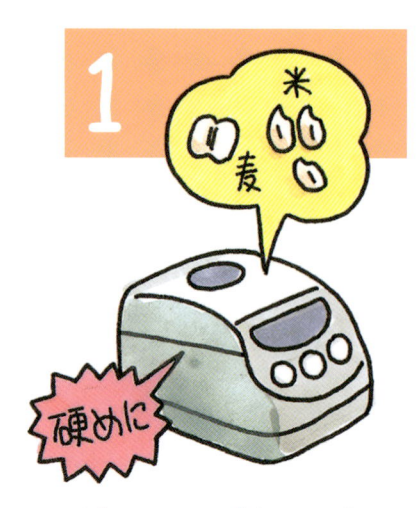

1 硬めに
炊飯器に米と麦を入れごはんを炊く。チャーハン用に少々硬目の水加減にする。

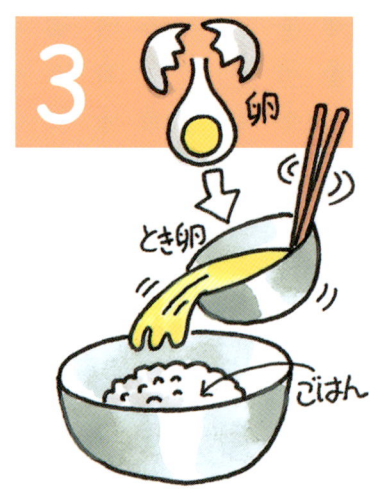

3 卵を割りほぐし、ボウルに入れたごはんにかけ、まぜあわせる。

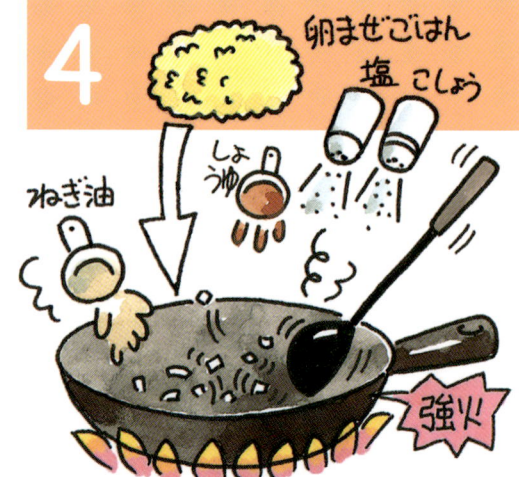

4 強火
中華鍋にねぎ油を熱し、②の材料を炒めたら③の卵まぜごはんを入れ、パラパラになるまで炒め、塩・こしょう、しょうゆで味つけする。

オムライス　474 kcal

〈材　料〉　　　　　　　　　　　（1人分）
- 精白米　　　　　　　　　　　　　　70 g
- 押し麦　　　　　　　　　　　　　　 5 g
- 鶏むね肉・皮つき　　　　　　　　　20 g
- オニオンソテー（50%）*1　　　　　 60 g
- にんじん　　　　　　　　　　　　　30 g
- マッシュルーム・生（スライス）　　10 g
- Ⓐ
  - パセリ・粉　　　　　　　　　　 0.1 g
  - ケチャップ　　　　　　　　　　 25 g
  - 塩　　　　　　　　　　　　　　 0.5 g
  - こしょう・黒　　　　　　　　　　少々
- なたね油　　　　　　　　　　　　 0.5 g
- 卵　　　　　　　　　　　　　　　 60 g
- デミグラスソース*2　　　　　　　　 20 g

*1 カゴメ（オニオンソテー）
*2 キスコ（ブラウンルー）

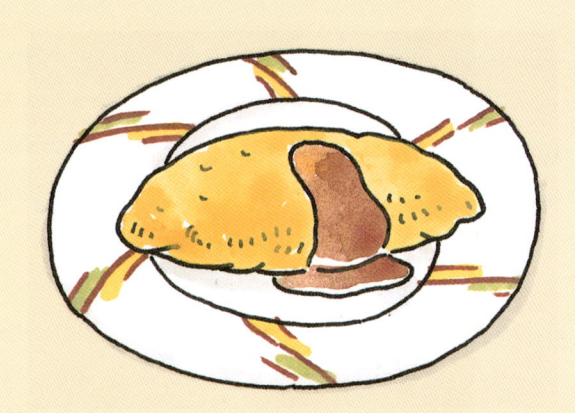

〈栄養量〉
たんぱく質	17.4 g
脂　　質	10.9 g
カルシウム	62 mg
鉄	2.1 mg
ビタミンA	347 μg
（レチノール当量）	
ビタミンB_1	0.15 mg
ビタミンB_2	0.66 mg
ビタミンC	9 mg
食物繊維	3.3 g
塩　　分	1.6 g

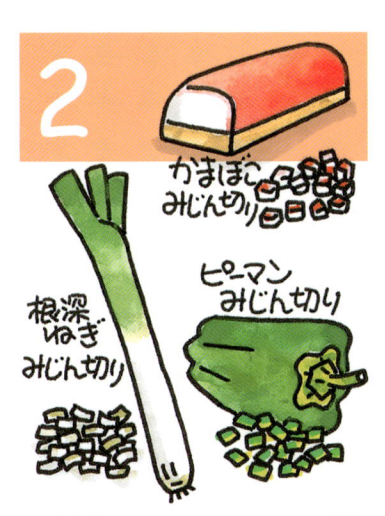

かまぼこ、ピーマン、根深ねぎを
すべてみじん切りにしておく。

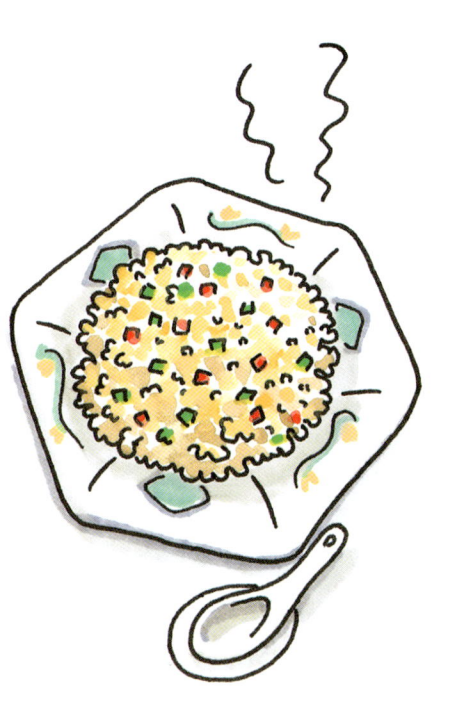

〈つくり方〉
❶米は硬めに炊く。
❷薄焼き卵を焼く。
❸鶏肉は小さく切り、にんじんはすりおろす。
❹③、オニオンソテー、マッシュルームを炒めて、ご飯を入れ、調味料Ⓐを入れてチャーハンをつくる。
❺チャーハンを薄焼き卵で包み、皿に盛り、デミグラスソースをかける。

牛丼　604 kcal

〈材料〉　　　　　　　　　　　　　（1人分）
- 精白米/押し麦 ……………………… 90 g/5 g
- 和牛もも肉・脂身つき ……………… 50 g
- たまねぎ ……………………………… 120 g
- 糸こんにゃく ………………………… 20 g
- 顆粒だし* ……………………………… 2 g
- Ⓐ しょうゆ …………………………… 5 g
- 　 三温糖 ……………………………… 3 g
- 　 本みりん …………………………… 1 g
- 紅しょうが …………………………… 3 g
- 半熟卵 ………………………………… 50 g

＊マルハチ村松（鰹の素ゴールド印）

〈つくり方〉
❶米を普通に炊く。
❷食べやすい大きさに切った牛肉、たまねぎの薄切り、食べやすく切った糸こんにゃくを、だし汁と調味料Ⓐで煮る。
❸器にご飯を盛って、②と半熟卵をのせ、しょうがを添える。

〈栄養量〉
たんぱく質	23.5 g
脂　質	14.9 g
カルシウム	70 mg
鉄	2.6 mg
ビタミン A	75 µg
(レチノール当量)	
ビタミン B₁	0.19 mg
ビタミン B₂	0.36 mg
ビタミン C	10 mg
食物繊維	3.4 g
塩　分	1.8 g

なめこご飯　284 kcal

〈材料〉　　　　　　　　　　　　　（1人分）
- 精白米 ………………………………… 70 g
- 押し麦 ………………………………… 5 g
- なめたけ味付け・瓶 ………………… 30 g
- まぐろ・水煮缶（フレーク、ライト）… 20 g
- 葉ねぎ ………………………………… 3 g

〈つくり方〉
❶米になめたけ、まぐろフレークを入れ、水加減して炊く。
❷ご飯が炊き上がったら、小口切りにしたねぎを混ぜる。

〈栄養量〉
たんぱく質	8.1 g	ビタミン B₁	0.07 mg
脂　質	0.9 g	ビタミン B₂	0.05 mg
カルシウム	8 mg	ビタミン C	1 mg
鉄	1 mg	食物繊維	1.7 g
ビタミン A	7 µg	塩　分	0.1 g
(レチノール当量)			

いかめし　248 kcal

〈材料〉　　　　　　　　　　　　　（1人分）
- もち米 ………………………………… 50 g
- いかつぼ抜き（2杯：アルゼンチン産）…120 g
- 顆粒だし* ……………………………… 2 g
- Ⓐ しょうゆ …………………………… 5 g
- 　 純米酒 ……………………………… 2 g
- 　 本みりん …………………………… 3 g
- 　 三温糖 ……………………………… 2 g

＊マルハチ村松（鰹の素ゴールド印）

〈つくり方〉
❶もち米は戻しておく。
❷いかにもち米を詰め、だし汁と調味料Ⓐで、弱火でコトコト煮る。

〈栄養量〉
たんぱく質	24.7 g	ビタミン B₁	0.09 mg
脂　質	1.8 g	ビタミン B₂	0.07 mg
カルシウム	23 mg	ビタミン C	1 mg
鉄	0.3 mg	食物繊維	0.4 g
ビタミン A	16 µg	塩　分	2.5 g
(レチノール当量)			

ガーリックライス　293 kcal

〈材料〉　　　　　　　　　（1人分）
精白米･････････････････････70 g
ベーコン････････････････････10 g
にんにく・おろし･････････････1 g
塩･･････････････････････････1 g
こしょう・黒･･････････････0.5 g
パセリ･･････････････････････1 g

〈つくり方〉
❶米、みじん切りにしたベーコン、にんにく、塩、こしょうを入れ、水加減して炊く。
❷仕上げに、みじん切りのパセリを混ぜる。

〈栄養量〉
たんぱく質	5.7 g	ビタミンB₁	0.11 mg
脂　質	4.6 g	ビタミンB₂	0.03 mg
カルシウム	9 mg	ビタミンC	5 mg
鉄	0.8 mg	食物繊維	0.5 g
ビタミンA	7 μg	塩　分	1.2 g
(レチノール当量)

ちくわとたまねぎのご飯　318 kcal

〈材料〉　　　　　　　　　（1人分）
精白米･････････････････････70 g
押し麦･･････････････････････5 g
焼き竹輪･･･････････････････30 g
たまねぎ･･･････････････････40 g
塩････････････････････････0.5 g
しそ･･･････････････････････1 g

〈つくり方〉
❶ちくわは半月の薄切りにする。たまねぎも半月の薄切りにし、塩をふってもんでおく。
❷しそは細切りにする。
❸炊き上がったご飯に、ちくわ、たまねぎ、しそを、さっくりと混ぜる。

〈栄養量〉
たんぱく質	8.7 g	ビタミンB₁	0.09 mg
脂　質	1.3 g	ビタミンB₂	0.05 mg
カルシウム	20 mg	ビタミンC	3 mg
鉄	1 mg	食物繊維	1.5 g
ビタミンA	9 μg	塩　分	1.1 g
(レチノール当量)

鮭とレタス混ぜご飯　353 kcal

〈材料〉　　　　　　　　　（1人分）
精白米･････････････････････80 g
塩　鮭･････････････････････30 g
レタス･････････････････････20 g
ごま・いり･･････････････････1 g

〈つくり方〉
❶塩鮭を焼き、皮と骨を取り除いてからほぐす。皮は細切りにする。
❷レタスは食べやすい大きさにちぎる。
❸炊き上がったご飯に、①とごまを、さっくりと混ぜる。

〈栄養量〉
たんぱく質	11.9 g	ビタミンB₁	0.12 mg
脂　質	4.6 g	ビタミンB₂	0.07 mg
カルシウム	25 mg	ビタミンC	1 mg
鉄	0.9 mg	食物繊維	0.7 g
ビタミンA	11 μg	塩　分	0.5 g
(レチノール当量)

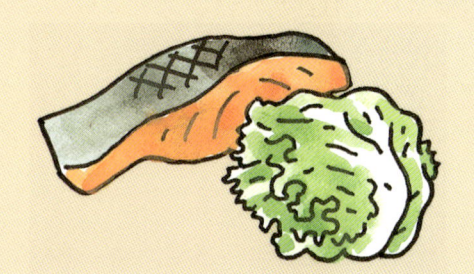

五目ご飯　334 kcal

〈材料〉　(1人分)
- 精白米　　　　　　　70 g
- 押し麦　　　　　　　5 g
- 具
  - 油揚げ　　　　　10 g
  - にんじん　　　　10 g
  - 乾しいたけ　　　1 g
  - ごぼう　　　　　10 g
  - こんにゃく　　　10 g
- 顆粒だし＊　　　　　2 g
- Ⓐ
  - しょうゆ　　　　4 g
  - 三温糖　　　　　2 g
  - 本みりん　　　　0.6 g

＊マルハチ村松（鰹の素ゴールド印）

〈つくり方〉
❶ 具はすべてせん切りにし、だしと調味料Ⓐで煮る。煮上がったら材料と煮汁を別にする。
❷ ①の煮汁を炊飯器に入れ、水加減をして炊き上げる。
❸ 炊き上がったご飯、煮た野菜を混ぜ合わせる。

〈栄養量〉
たんぱく質	7.7 g
脂　質	4.1 g
カルシウム	48 mg
鉄	1.3 mg
ビタミンA	76 μg
(レチノール当量)	
ビタミンB₁	0.08 mg
ビタミンB₂	0.05 mg
ビタミンC	1 mg
食物繊維	2.4 g
塩　分	1.4 g

北海丼　399 kcal

〈材料〉　(1人分)
- 精白米　　　　　　　70 g
- イクラ　　　　　　　10 g
- 白鮭・塩ざけ　　　　50 g
- しそ　　　　　　　　1 g
- ごま・いり　　　　　2 g
- 合わせ酢
  - 純米酢　　　　　7 g
  - はちみつ　　　　2.5 g
  - 塩　　　　　　　0.5 g

〈つくり方〉
❶ 米を炊き、ごまを混ぜて寿司飯をつくる。
❷ 塩鮭を焼いて皮と骨を取り除き、身をほぐす。
❸ 寿司飯を器に盛り、しそを敷いて、②とイクラを飾る。

〈栄養量〉
たんぱく質	19.2 g	ビタミンB₁	0.18 mg
脂　質	8.8 g	ビタミンB₂	0.15 mg
カルシウム	47 mg	ビタミンC	1 mg
鉄	1.2 mg	食物繊維	0.7 g
ビタミンA	54 μg	塩　分	1.6 g
(レチノール当量)			

梅干し・じゃこ・春菊混ぜご飯　308 kcal

〈材料〉　(1人分)
- 精白米　　　　　　　70 g
- 押し麦　　　　　　　5 g
- 梅干し　　　　　　　30 g
- じゃこ・半乾燥　　　10 g
- しゅんぎく　　　　　50 g
- 塩　　　　　　　　　1 g

〈つくり方〉
❶ 梅干しは種を取り、包丁でたたいておく。
❷ じゃこは熱湯をかけてやわらかくする。
❸ しゅんぎくは小口切りにして塩をふり、手でもんで、しんなりさせてから水気を絞る。
❹ 温かいご飯に、①～③を、さっくりと混ぜ合わせる。

〈栄養量〉
たんぱく質	10.1 g	ビタミンB₁	0.14 mg
脂　質	1.3 g	ビタミンB₂	0.1 mg
カルシウム	136 mg	ビタミンC	10 mg
鉄	1.8 mg	食物繊維	3.5 g
ビタミンA	216 μg	塩　分	8.4 g
(レチノール当量)			

お茶漬け　　352 kcal

〈材料〉　　　　　　　　　（1人分）
- 精白米‥‥‥‥‥‥‥‥‥‥‥70 g
- 白鮭・塩ざけ‥‥‥‥‥‥‥‥40 g
- 切りみつば‥‥‥‥‥‥‥‥‥5 g
- きざみのり‥‥‥‥‥‥‥‥‥0.5 g
- ごま・いり‥‥‥‥‥‥‥‥‥1 g
- かけ汁
  - だし昆布‥‥‥‥‥‥‥‥‥1 g
  - 飛び魚煮干し‥‥‥‥‥‥‥3.3 g
  - 顆粒だし*‥‥‥‥‥‥‥‥‥2 g
  - かつお削り節/しょうゆ‥‥各1 g
  - 塩‥‥‥‥‥‥‥‥‥‥‥‥0.5 g
- 練りわさび‥‥‥‥‥‥‥‥‥1 g

＊マルハチ村松（鰹の素ゴールド印）

〈つくり方〉
❶米は硬めに炊き、鮭を焼いて皮と骨を取り除き、ほぐしておく。
❷昆布、飛び魚、顆粒だし、削り節でだしをとって調味し、かけ汁をつくる。
❸器にご飯、鮭、切りみつば、きざみのりを飾り、ごま、熱くした②をかけ、わさびを添える。

〈栄養量〉
たんぱく質	15.8 g
脂　質	5.8 g
カルシウム	37 mg
鉄	1.1 mg
ビタミンA	25 μg
（レチノール当量）	
ビタミンB₁	0.13 mg
ビタミンB₂	0.11 mg
ビタミンC	2 mg
食物繊維	1.2 g
塩　分	2.4 g

鉄火丼　　350 kcal

〈材料〉　　　　　　　　　（1人分）
- 精白米‥‥‥‥‥‥‥‥‥‥‥70 g
- 押し麦‥‥‥‥‥‥‥‥‥‥‥5 g
- すし用まぐろ（5かん分）‥‥50 g
  - しょうゆ‥‥‥‥‥‥‥‥‥3 g
  - 本みりん‥‥‥‥‥‥‥‥‥1 g
- 青しそ‥‥‥‥‥‥‥‥‥‥‥2 g
- きざみのり‥‥‥‥‥‥‥‥‥0.5 g
- 練りわさび‥‥‥‥‥‥‥‥‥0.5 g

〈つくり方〉
❶米を普通に炊く。
❷まぐろをしょうゆ、みりんで漬ける（約30分）。
❸器にご飯を盛り、きざみのりをちらして、しそを敷き、まぐろをのせる。

〈栄養量〉
たんぱく質	17.7 g	ビタミンB₁	0.16 mg
脂　質	3.2 g	ビタミンB₂	0.13 mg
カルシウム	16 mg	ビタミンC	2 mg
鉄	1.7 mg	食物繊維	1.2 g
ビタミンA	60 μg	塩　分	0.5 g
（レチノール当量）			

麦とろ丼　　409 kcal

〈材料〉　　　　　　　　　（1人分）
- 精白米‥‥‥‥‥‥‥‥‥‥‥30 g
- 押し麦‥‥‥‥‥‥‥‥‥‥‥45 g
- やまのいも・冷凍‥‥‥‥‥‥50 g
- 顆粒だし*‥‥‥‥‥‥‥‥‥‥2 g
- Ⓐ
  - しょうゆ‥‥‥‥‥‥‥‥‥3 g
  - 本みりん‥‥‥‥‥‥‥‥‥2 g
- まぐろ山かけ用（5個）‥‥‥60 g
- 葉ねぎ‥‥‥‥‥‥‥‥‥‥‥5 g

＊マルハチ村松（鰹の素ゴールド印）

〈つくり方〉
❶米を普通に炊き、冷凍やまいもを戻して、だし汁と調味料Ⓐで味つけする。
❷器にご飯を盛り、まぐろをのせて、味つけしたやまいもをかけ、みじん切りのねぎをちらす。

〈栄養量〉
たんぱく質	23.5 g	ビタミンB₁	0.18 mg
脂　質	1.8 g	ビタミンB₂	0.08 mg
カルシウム	25 mg	ビタミンC	5 mg
鉄	1.7 mg	食物繊維	5.9 g
ビタミンA	58 μg	塩　分	1.3 g
（レチノール当量）			

ビビンバ丼　467 kcal

〈材料〉　　　　　　　　　（1人分）
- 精白米　70 g
- 押し麦　5 g
- もやし　30 g
- ごま・いり　0.5 g
- A
  - 砂糖　2 g
  - しょうゆ　3 g
- ほうれんそう　40 g
  - ごま油　1 g
- B
  - 砂糖　2 g
  - しょうゆ　3 g
  - 米酢　2 g
- だいこん　40 g
- にんじん　5 g
- 塩　0.5 g
- C
  - 砂糖　3 g
  - 純米酢　5 g
- 鶏ひき肉　30 g
- D
  - 顆粒だし*　2 g
  - 三温糖　3 g
  - しょうゆ　5 g
  - しょうが　0.5 g
- 生ぜんまい・ゆで　30 g
- E
  - 顆粒だし*　2 g
  - 三温糖　3 g
  - しょうゆ　5 g
- 卵　25 g
- 塩　1 g
- なたね油　0.5 g

＊マルハチ村松（鰹の素ゴールド印）

〈栄養量〉

たんぱく質	18.2 g	ビタミンB_1	0.19 mg
脂質	7.4 g	ビタミンB_2	0.34 mg
カルシウム	72 mg	ビタミンC	22 mg
鉄	2.9 mg	食物繊維	4.2 g
ビタミンA	238 μg	塩分	4.6 g
（レチノール当量）			

〈つくり方〉

❶もやしをゆで、ごま、調味料Ⓐで味つけする。

❷ほうれんそうをゆでて食べやすい大きさに切り、調味料Ⓑで味つけする。

❸だいこん、にんじんはせん切りにし、塩でもみ、調味料Ⓒでなますをつくる。

❹フライパンに油を熱して、ひき肉を調味料Ⓓで炒り煮にする。

❺ぜんまいを調味料Ⓔで煮含める。

❻卵は錦糸玉子にする。

❼ご飯を器に盛り、①～⑥をのせる。

かきご飯　295 kcal

〈材料〉　　　　　　　　　（1人分）
- 精白米/押し麦　70 g/5 g
- かき　30 g
- 顆粒だし*　2 g
- A
  - 純米酒/しょうゆ　3 g/4 g
  - 塩　0.3 g
- みつば　3 g

＊マルハチ村松（鰹の素ゴールド印）

〈つくり方〉

❶かきを、だし汁と調味料Ⓐで煮て、煮汁を分けておく。

❷米と煮汁を合わせ、水加減して炊く。

❸炊き上がったら、かきと約1.5 cmに切ったみつばを、さっくりと混ぜ合わせる。

〈栄養量〉

たんぱく質	7.4 g	ビタミンB_1	0.07 mg
脂質	1.1 g	ビタミンB_2	0.07 mg
カルシウム	34 mg	ビタミンC	1 mg
鉄	1.3 mg	食物繊維	0.9 g
ビタミンA	8 μg	塩分	2.1 g
（レチノール当量）			

きのこご飯　　332 kcal

〈材料〉　　　　　　　　　（1人分）
- 精白米……………………………70 g
- 押し麦……………………………5 g
- 具
  - 油揚げ…………………………10 g
  - にんじん………………………10 g
  - 乾しいたけ……………………1 g
  - はたけしめじ…………………10 g
  - まいたけ………………………10 g
  - えのきたけ……………………10 g
- 顆粒だし*…………………………2 g
- Ⓐ
  - しょうゆ………………………4 g
  - 三温糖…………………………2 g
  - 本みりん………………………0.6 g

*マルハチ村松（鰹の素ゴールド印）

〈つくり方〉
❶具材はすべてせん切りにし、だし汁と調味料Ⓐで煮て、煮汁を分ける。
❷米と①の煮汁を入れ、水加減し、普通に炊く。
❸炊き上がったご飯に①を入れ、さっくり混ぜ合わせる。

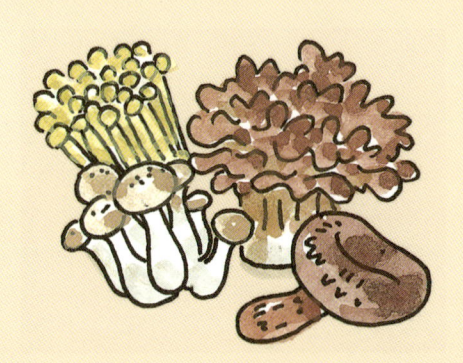

〈栄養量〉
たんぱく質	8.4 g	ビタミンB_1	0.14 mg
脂質	4.2 g	ビタミンB_2	0.16 mg
カルシウム	40 mg	ビタミンC	1 mg
鉄	1.4 mg	食物繊維	2.6 g
ビタミンA	76 μg	塩分	1.4 g

（レチノール当量）

牛肉チャーハン　　409 kcal

〈材料〉　　　　　　　　　（1人分）
- 精白米……………………………70 g
- 押し麦……………………………5 g
- 和牛肩ロース・脂身つき………30 g
- 根深ねぎ…………………………10 g
- 浜納豆……………………………2 g
- なたね油…………………………1 g
- 塩…………………………………1 g
- こしょう・黒……………………0.5 g

〈つくり方〉
❶米を硬めに炊く。
❷肉はせん切り、ねぎと浜納豆はみじん切りにする。
❸フライパンに油を熱して②を炒める。ご飯を入れてさらに炒め、塩・こしょうで味をととのえる。

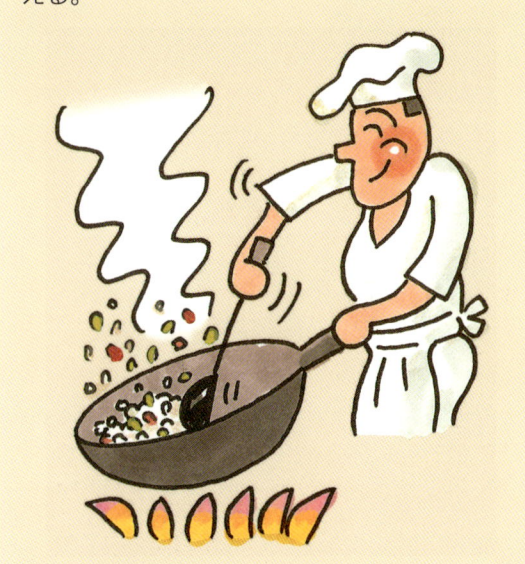

〈栄養量〉
たんぱく質	9.2 g	ビタミンB_1	0.08 mg
脂質	13.1 g	ビタミンB_2	0.08 mg
カルシウム	13 mg	ビタミンC	1 mg
鉄	1.1 mg	食物繊維	1.2 g
ビタミンA	1 μg	塩分	1.3 g

（レチノール当量）

たけのこご飯　344 kcal

〈材料〉　　　　　　　　　　（1人分）
- 精白米　　　　　　　　　　　　70 g
- 押し麦　　　　　　　　　　　　　5 g
- たけのこ　　　　　　　　　　　 60 g
- 油揚げ　　　　　　　　　　　　 10 g
- 顆粒だし*　　　　　　　　　　　 2 g
- Ⓐ しょうゆ　　　　　　　　　　　5 g
- 　 三温糖　　　　　　　　　　　　3 g
- 　 純米酒　　　　　　　　　　　　2 g
- 　 本みりん　　　　　　　　　　　1 g

*マルハチ村松（鰹の素ゴールド印）

〈つくり方〉
❶たけのこは薄切り、油揚げは細切りにする。
❷なべに、①とだし汁、調味料Ⓐを入れ、味が染み込むまで煮て、煮汁を分ける。
❸米と②の煮汁を炊飯器に入れて炊き、②の具を混ぜる。

〈栄養量〉
たんぱく質	9.5 g	ビタミンB₁	0.1 mg
脂質	4.1 g	ビタミンB₂	0.1 mg
カルシウム	47 mg	ビタミンC	6 mg
鉄	1.4 mg	食物繊維	2.6 g
ビタミンA	1 µg	塩分	1.5 g
（レチノール当量）			

もみじご飯　319 kcal

〈材料〉　　　　　　　　　　（1人分）
- 精白米　　　　　　　　　　　　70 g
- 押し麦　　　　　　　　　　　　　5 g
- 昆布　　　　　　　　　　　　　　1 g
- にんじん　　　　　　　　　　　 20 g
- 油揚げ　　　　　　　　　　　　 10 g
- 顆粒だし*　　　　　　　　　　　 2 g
- Ⓐ しょうゆ　　　　　　　　　　　1 g
- 　 塩　　　　　　　　　　　　　　1 g

*マルハチ村松（鰹の素ゴールド印）

〈つくり方〉
❶にんじんはすりおろす。油揚げは細切りにしておく。
❷だしをとり、調味料Ⓐで味をととのえる。
❸炊飯器に米と②のだし汁を入れて水加減し、①と昆布を入れて炊く。

〈栄養量〉
たんぱく質	7.3 g	ビタミンB₁	0.08 mg
脂質	4 g	ビタミンB₂	0.04 mg
カルシウム	42 mg	ビタミンC	1 mg
鉄	1.1 mg	食物繊維	1.5 g
ビタミンA	152 µg	塩分	1.5 g
（レチノール当量）			

ぼくめし　399 kcal

〈材料〉　　　　　　　　　　（1人分）
- 精白米　　　　　　　　　　　　70 g
- 押し麦　　　　　　　　　　　　　5 g
- うなぎ・白焼き　　　　　　　　 30 g
- ごぼう　　　　　　　　　　　　 30 g
- Ⓐ しょうゆ　　　　　　　　　　　5 g
- 　 純米酒　　　　　　　　　　　　3 g
- 　 本みりん　　　　　　　　　　　3 g

〈つくり方〉
❶うなぎはせん切り、ごぼうはささがきにする。
❷なべに①と調味料Ⓐを入れ、煮含める。
❸普通に炊いたご飯と②を混ぜ合わせる。

〈栄養量〉
たんぱく質	11.7 g
脂質	8.5 g
カルシウム	62 mg
鉄	1.2 mg
ビタミンA	450 µg
（レチノール当量）	
ビタミンB₁	0.24 mg
ビタミンB₂	0.17 mg
ビタミンC	1 mg
食物繊維	2.5 g
塩分	0.8 g

おいしいものを食べて長生き。これこそ食の原点。忘れてはならない大切なコンセプトです。

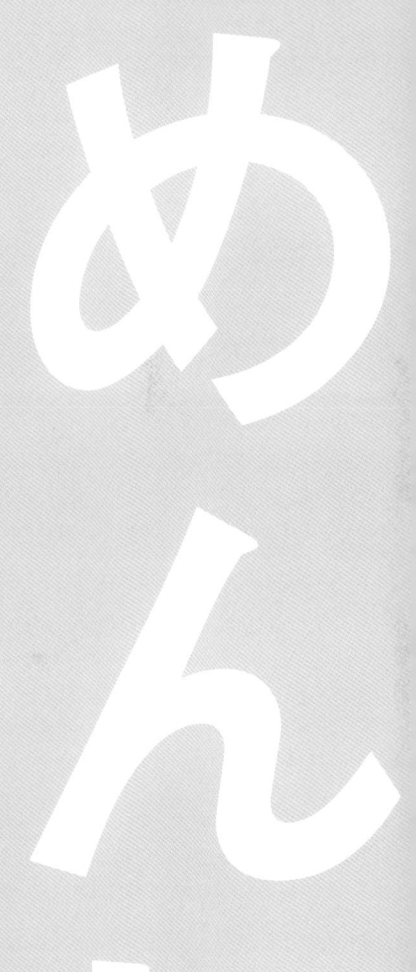

めん類

ラーメン

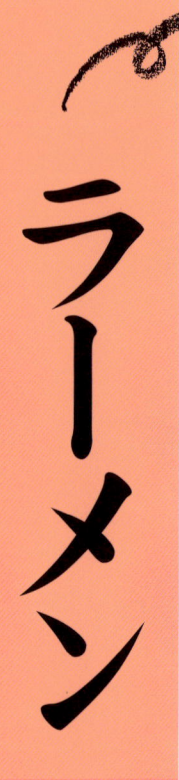

旨さすっきり、だしに技あり昔ながらの醤油ラーメンです

材料　438 kcal
（1人分）

中華めん・冷凍	150 g
ゆで卵（1/2）	30 g
ほうれんそう	30 g
なると	10 g
しなちく・塩蔵	10 g
根深ねぎ・小口切り	5 g
にんにく／しょうが	各 1 g
にんじん／たまねぎ	各 5 g
キャベツ	3 g
根深ねぎ・みじん切り	4 g
利尻こんぶ	5 g
冷凍だし*1 またはブイヨン*2	33 g
飛び魚煮干し	5 g
豚肩ロース・赤肉	60 g
Ⓐ　しょうゆ	15 g
純米酒	15 g
本みりん	10 g
しょうが	1 g
にんにく	1 g
ねぎ油	0.5 g

*1 エバラ（冷凍ガラ15分湯チキン）
*2 キスコ（フレッシュ丸鶏のチキンブイヨン）

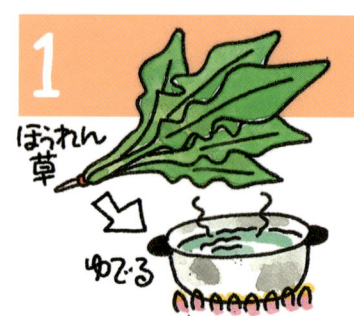

1 ほうれん草をゆでて水にさらし、水気を切り、一口大に切る。

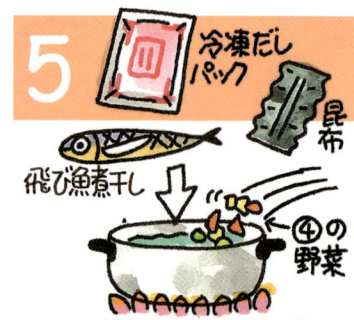

5 鍋に水を入れ、上のだしと④の野菜を入れ、3〜4時間煮出す。

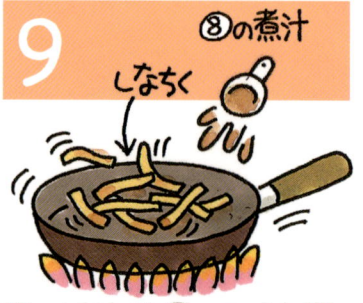

9 ③のしなちくを⑧の豚肉を煮た煮汁で炒り煮する。

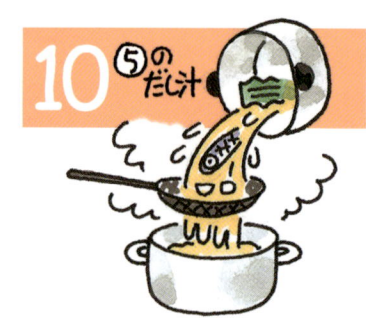

10 ⑤のだし汁を別の鍋にこす。

たんぱく質	脂質	カルシウム	鉄	ビタミンA	ビタミンB_1	ビタミンB_2	ビタミンC	食物繊維	塩分
26.1 g	9.4 g	74 mg	2.7 mg	160 μg	0.51 mg	0.42 mg	14 mg	3.4 g	2.9 g

※ビタミンA：レチノール当量

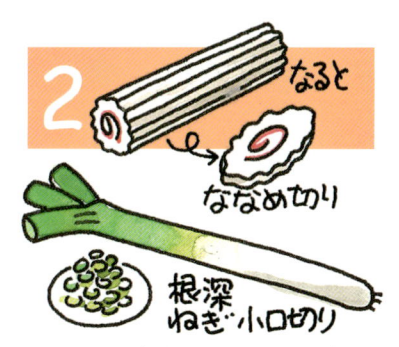

2 なるとはななめぎり、根深ねぎは小口切りする。

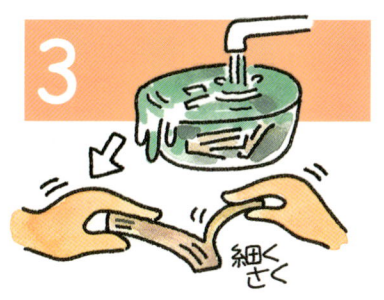

3 しなちくは、塩抜きしてから細くさいておく。

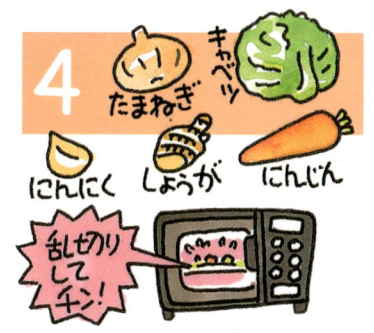

4 にんにく、たまねぎ、キャベツ、しょうが、にんじんを乱切りしてオーブンで焼く。

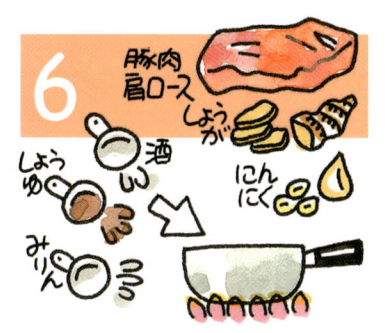

6 別の鍋に豚肉、しょうが、にんにく薄切り、調味料Ⓐを入れ煮る。

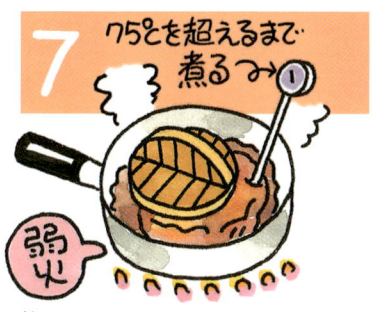

7 煮たったら弱火、落しぶたをし、肉の中心が75℃超まで1時間煮る。

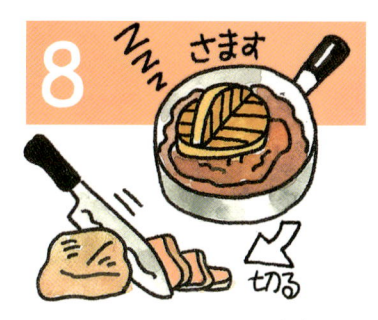

8 煮えたら火をとめ、そのままさまし、さめたら肉を出し、スライスする。

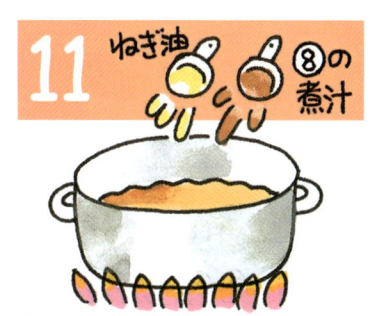

11 ⑩の鍋に⑧の残りの煮汁を入れ味をととのえ、ねぎ油を入れる。

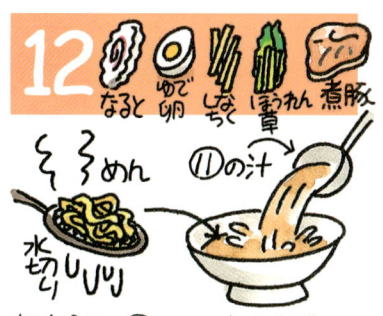

12 麺をゆで、⑩のスープをはった器に入れ、具をのせる。

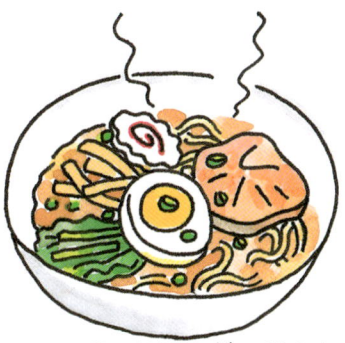

上から②の根深ねぎのみじん切りを散らす。

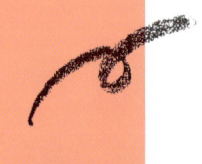

塩ラーメン

濁りの少ない極上スープ
お塩にもこだわると、もっとおいしい

材料　468 kcal
(1人分)

中華めん・冷凍	150 g
ゆで卵（1/2個）	30 g
ほうれんそう	30 g
なると/しなちく（塩蔵）	各 10 g
根深ねぎ・小口切り	5 g
にんにく/しょうが	各 1 g
にんじん/たまねぎ	各 5 g
キャベツ	3 g
根深ねぎ・みじん切り	4 g
利尻こんぶ	5 g
冷凍だし*1 またはブイヨン*2	33 g
飛び魚煮干し	5 g
豚肩ロース・赤肉	60 g
Ⓐ しょうゆ/純米酒	各 15 g
本みりん	10 g
しょうが/にんにく	各 1 g
ねぎ油	0.5 g
塩	5 g
ごま・いり	5 g

＊1 エバラ（冷凍ガラ15分湯チキン）
＊2 キスコ（フレッシュ丸鶏のチキンブイヨン）

★ 義歯の方にはごまペーストを使用してください。

■味噌ラーメン用のみそ

豆板醤	0.01 g
ごま油	1 g
Ⓑ みそ（3種類）	50 g
オニオンソテー（30％）	30 g
にんにく・おろし	1 g
しょうが・おろし	1 g

〈つくり方〉なべにごま油を熱し、豆板醤を炒めてから調味料Ⓑを入れ、練る。使用する3日前に仕込み、毎日火を入れる。

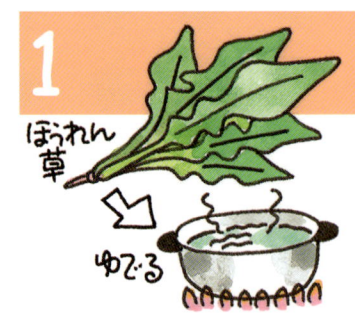

1 ほうれん草をゆでて水にさらし、水気を切り、一口大に切る。

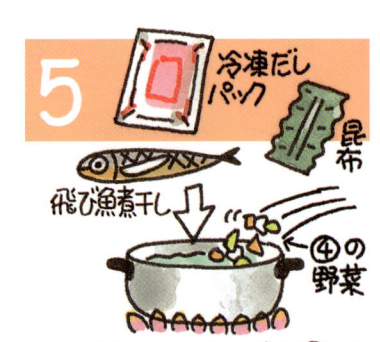

5 鍋に水を入れ、上のだしと④の野菜を入れ、3～4時間煮出す。

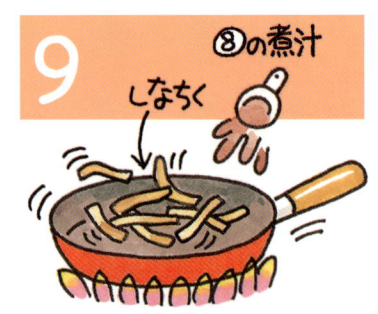

9 ③のしなちくを⑧の豚肉を煮た煮汁で炒り煮する。

たんぱく質	脂質	カルシウム	鉄	ビタミンA	ビタミンB₁	ビタミンB₂	ビタミンC	食物繊維	塩分
27.1 g	11.9 g	134 mg	3.2 mg	160 µg	0.52 mg	0.42 mg	14 mg	3.9 g	7.9 g

※ビタミンA：レチノール当量

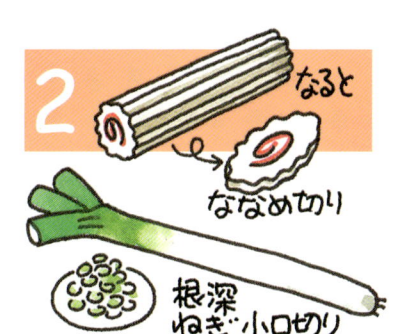

2 なるとはななめ切り、根深ネギは小口切りする。

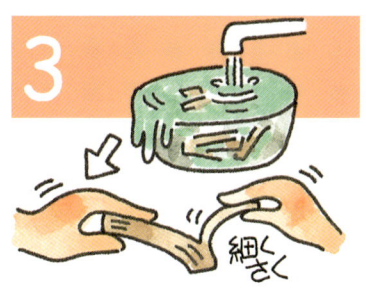

3 しなちくは、塩抜きしてから、細くさいておく。

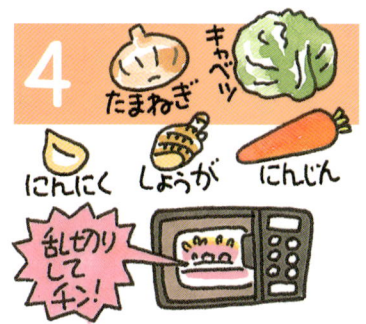

4 にんにく、たまねぎ、キャベツ、しょうが、にんじんを乱切りし、オーブンで焼く。

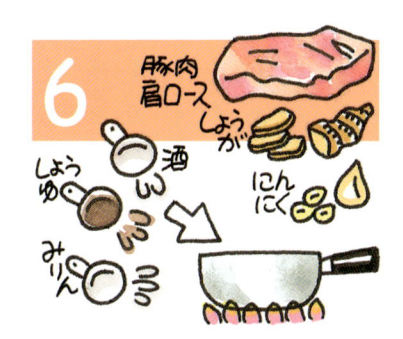

6 別の鍋に豚肉、しょうが・にんにく薄切り、調味料Ⓐを入れ、煮る。

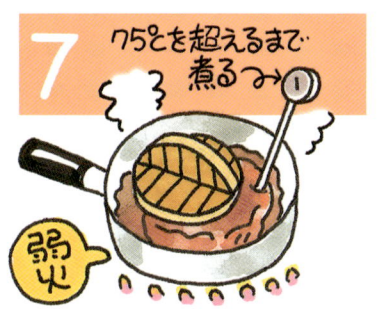

7 煮たったら弱火にし、落としぶたをし肉の中心温度が75℃超まで1時間煮る。

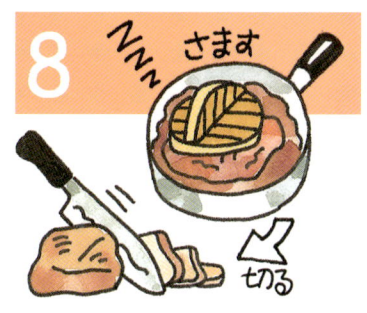

8 煮えたら火をとめ、そのままさまし、さめたら肉を出し、スライスする。

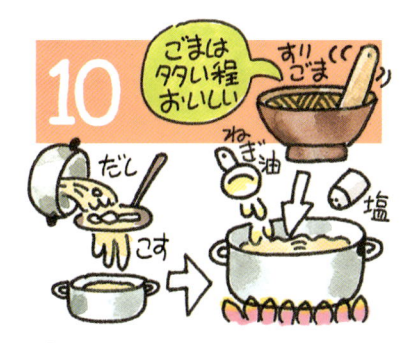

10 ⑤のだしを漉し、鍋に入れ、塩で味をととのえ、すりごま、ねぎ油を入れる。

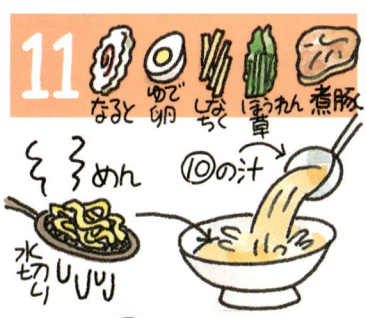

11 麺をゆで、⑩のスープをはった器に入れ、具をのせる。

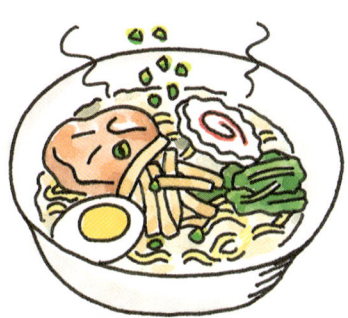

上から②の根深ねぎのみじん切りを散らす。

冷し中華

いろどり豊かで見た目にもおいしい
しっかりダシが味をグッとひきしめます

材料　712 kcal
（1人分）

中華めん・冷凍	150 g
豚肩ロース・脂身つき	40 g
A　しょうゆ	15 g
純米酒	15 g
本みりん	10 g
しょうが／にんにく	各1 g
卵	30 g
きゅうり	40 g
トマト（2/8個）	30 g
湯通し塩蔵わかめ・塩抜き	5 g
もやし	30 g
冷凍だし*1またはブイヨン*2	16 g
B　砂糖	1.8 g
米酢	6 g
しょうゆ	9 g
ごま・いり	2 g
にんにく・おろし	1 g
葉ねぎ	2 g
ごま油／ラー油	3 g／2 g

*1 エバラ（冷凍ガラ15分湯チキン）
*2 キスコ（フレッシュ丸鶏のチキンブイヨン）

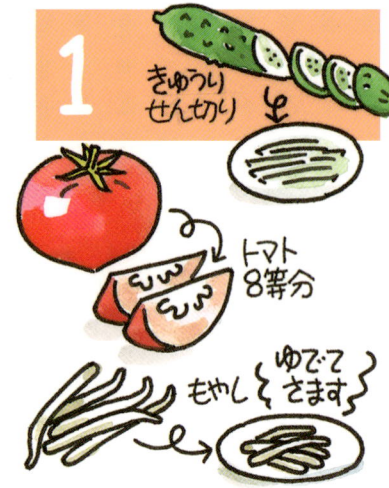

1
きゅうり せんぎり
トマト 8等分
もやし ゆでて さます

きゅうりはせんぎり、トマトは8等分のくし型切り。もやしは、ゆでてさましておく。

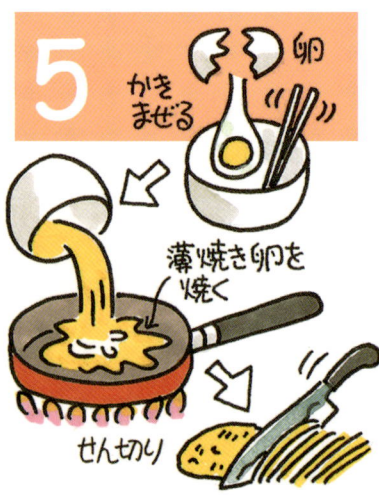

5
卵 かきまぜる
薄焼き卵を焼く
せんぎり

卵を割り溶き、フライパンで薄く焼き、細いせんぎりの錦糸たまごをつくる。

煮豚の煮汁の活用法！
おいしさ凝縮！　野菜炒めや麻婆豆腐、チャーハンの隠し味に。また、スープにしてもおいしくいただけます。

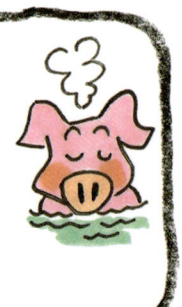

たんぱく質	脂　質	カルシウム	鉄	ビタミンA	ビタミンB₁	ビタミンB₂	ビタミンC	食物繊維	塩　分
27.2 g	18.8 g	99 mg	2.6 mg	77 µg	0.37 mg	0.35 mg	14 mg	4.7 g	5.3 g

※ビタミンA：レチノール当量

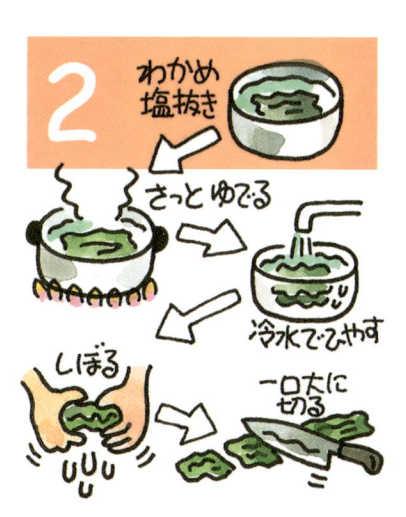

2 わかめは塩抜きし、サッと湯がき、冷水にとり、さめたら水を絞って食べやすい大きさに切る。

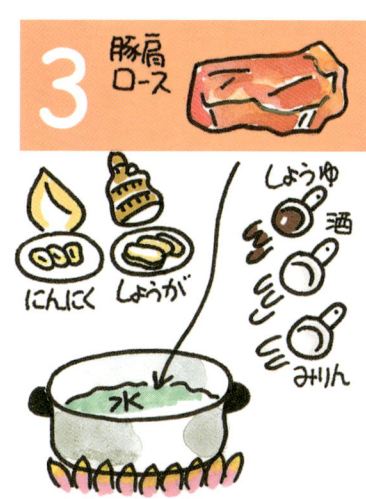

3 鍋に水を入れ、豚肉、薄切りのにんにく、しょうがを入れ、調味料Ⓐを加えて煮る。

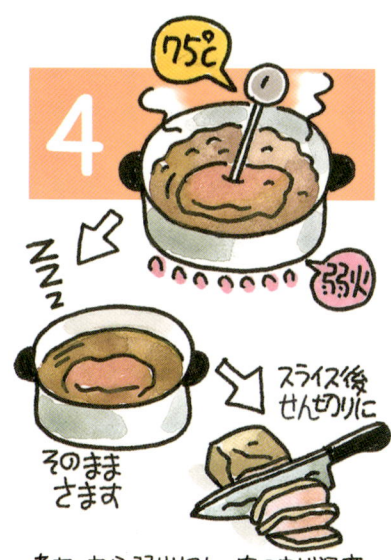

4 煮たったら弱火にし、肉の中心温度が75℃を超えるまで約1時間煮て、そのままさまし、さめたらせん切りにしておく。

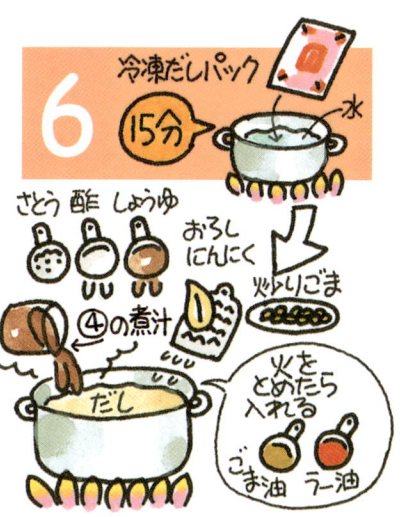

6 鍋でだしをとり、調味料Ⓑと④の煮汁で味をととのえ、火をとめたらごま油、ラー油を加え、さます。

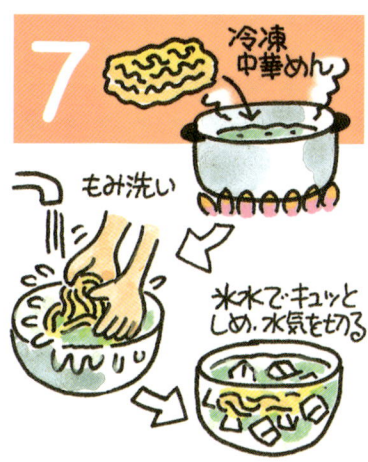

7 冷凍中華めんをゆで、水でもみ洗いした後、氷水でしめ、水気をよく切る。

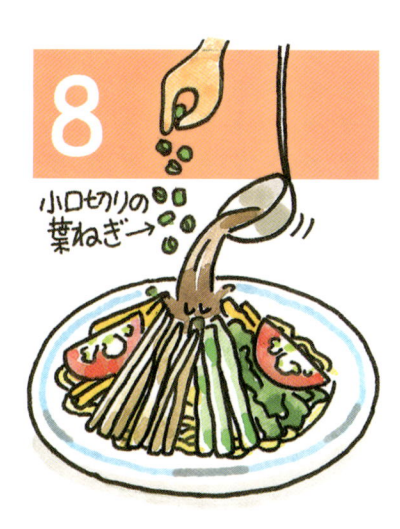

8 皿にめんを盛り、①②の具、④の煮豚、⑤の錦糸たまごを飾り、⑥の冷えたかけ汁をかけ、ねぎを散らす。

ざるそば

天然のだし素材がたっぷり入って味、コク、香り、ともにほんもの

材料　309 kcal
（1人分）

そば・冷凍	200 g
葉ねぎ	5 g

つけ汁
しょうゆ	9 g
純米酒	9 g
本みりん	5 g
塩	0.5 g
顆粒だし*	4 g
かつお節削り節	6.6 g
飛び魚煮干し	3.3 g

きざみのり	1 g
練りわさび	2 g

＊マルハチ村松（鰹の素ゴールド印）

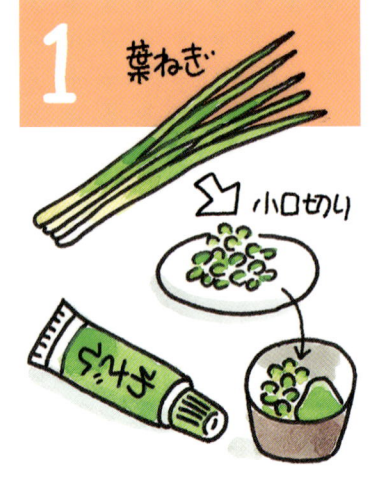

1　葉ねぎ　小口切り

薬味用に葉ねぎを小口切りにする。練りわさびも用意する。

MEMO　だしのお話　その1

　料理のおいしさを決定する条件の1つに、だしがあります。風味調味料の原材料に「調味料（アミノ酸）」が使用してあると袋の味になってしまいます。調味料とは、グルタミン酸ソーダのことで、旨味調味料の名称で市販されています。

　昆布からとっただしも、成分は同じグルタミン酸ソーダです。しかし、おいしさは、まったくといっていいほど異なるものです。おいしい料理をつくるコツは、加工されたグルタミン酸ソーダをいかに使わないで、本物のだしを使うかにあるのです。

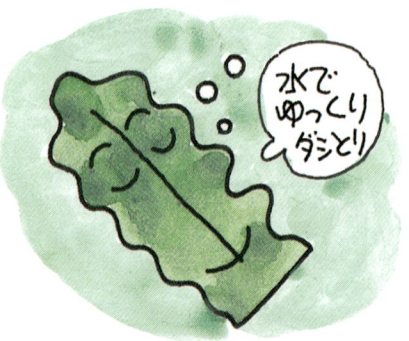

水でゆっくりダシとり

たんぱく質	脂　質	カルシウム	鉄	ビタミンA	ビタミンB_1	ビタミンB_2	ビタミンC	食物繊維	塩　分
11.9 g	2.3 g	30 mg	2 mg	31 μg	0.12 mg	0.09 mg	4 mg	4.5 g	3.6 g

※ビタミンA：レチノール当量

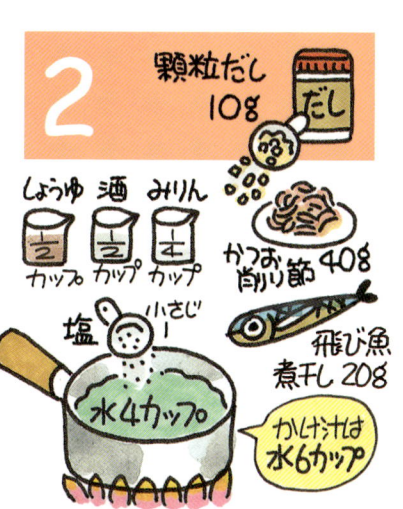

2 顆粒だし10g　しょうゆ½カップ　酒½カップ　みりん¼カップ　塩小さじ1　水4カップ　かつお削り節40g　飛び魚煮干し20g　かけ汁は水6カップ

鍋に水と調味料Ⓐを入れ、じっくり煮出す。

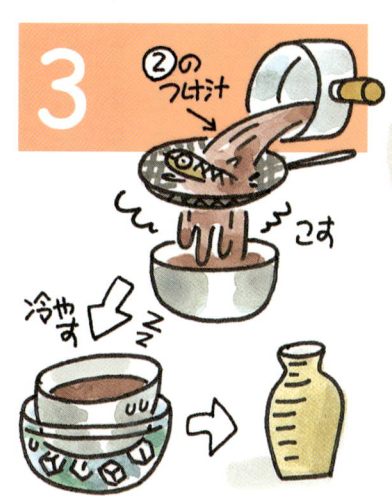

3 ②のつけ汁　こす　冷やす

だしが十分出たら火をとめ、漉して冷やす。さめたら容器に入れて冷蔵庫でさらに冷やす。

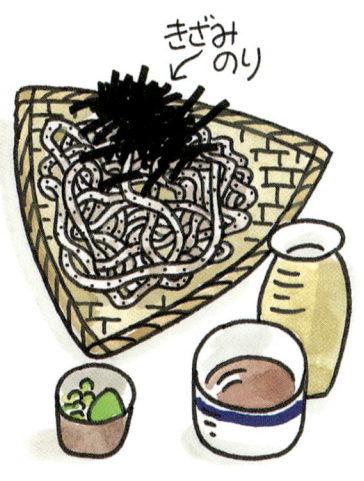

きざみのり

冷凍そばをゆで、ザルに盛り、きざみのりをかけ、一緒に③のつけ汁と①の葉ねぎ、わさびを添える。

● **おいしい料理はいい香りがする**

　本物のだしには「いい香り」があります。施設などで暮らしている人は、身体活動レベルが低いため食欲がわかないといわれますが、「いい香り」をさせることで食欲はかなり改善できます。おいしい料理の第一条件は、「いい香り」にあるといっても過言ではないでしょう。

◆ **和風だし**

　和風料理に使用するだしは、削り節やにぼし、昆布などでとるのが一番ですが、手軽に使える、お勧めの商品を紹介します。香りも味も一番です。

商品名	内　　容	メーカー
鰹の素ゴールド印	顆粒　1.2 kg　3,000円	マルハチ村松
鰹の素富士印	だしパック入り	マルハチ村松

　清汁の場合、予算が許すなら花かつおを使うと、さらにおいしくなります。

きつねそば

滋味あふれるツユの力
シンプルだからこそ、また食べたくなる

材料　401 kcal
（1人分）

そば・冷凍	200 g
油揚げ（1/2枚）	20 g

Ⓐ
砂糖	1 g
しょうゆ	2 g
顆粒だし*	0.5 g

ほうれんそう	30 g
蒸しかまぼこ	10 g
葉ねぎ	5 g

Ⓑ かけ汁
しょうゆ/純米酒	各9 g
本みりん	5 g
塩	0.5 g
顆粒だし*	4 g
かつお節削り節	6.6 g
飛び魚煮干し	3.3 g

＊マルハチ村松（鰹の素ゴールド印）

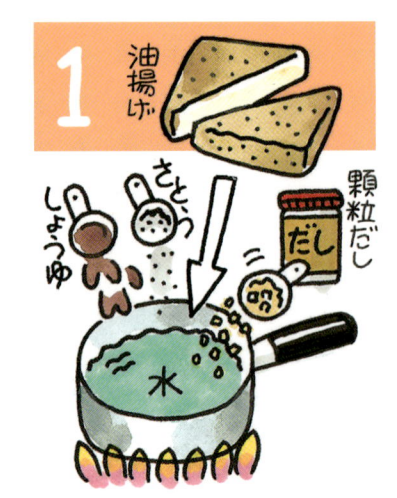

1 鍋に水と調味料Ⓐ、油揚げを入れて、煮ておく。

📝 MEMO　だしのお話　その2

　調味料のアミノ酸とは、旨味調味料という名称で市販されているものの主原材料で、グルタミン酸ソーダのことです。アミノ酸等と記載されている場合は、グルタミン酸にイノシン酸やコハク酸をブレンドしたものを意味します。これを使用すると、最初の一口はおいしく感じるのですが、食べているとだんだんいやな味になってきます。汁物も最後まで飲み切ることができなくなってしまうほどです。
　この調味料を含んでいない風味調味料も市販されています。原材料名を見るとわかります。
　その他、かつお節の粒子にかつおエキスやたん白加水分解物をコーティングしたものもあります。値段は1人分5円くらいになりますが、味と香りが抜群によくなり、簡単にだしがとれます。

たんぱく質	脂質	カルシウム	鉄	ビタミンA	ビタミンB₁	ビタミンB₂	ビタミンC	食物繊維	塩分
17.2 g	8.9 g	103 mg	3.3 mg	113 µg	0.15 mg	0.14 mg	12 mg	5.2 g	4.2 g

※ビタミンA：レチノール当量

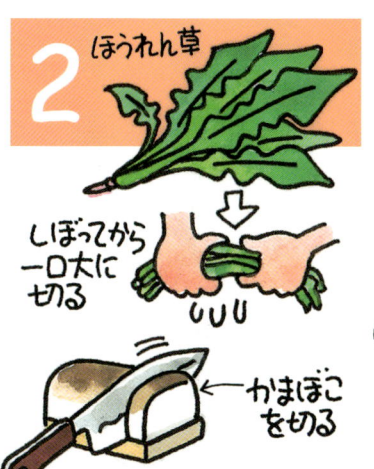

2 ほうれん草 / しぼってから一口大に切る / かまぼこを切る

ほうれん草をゆで、水で冷やし、水気を絞って、一口大に切る。かまぼこも切っておく。

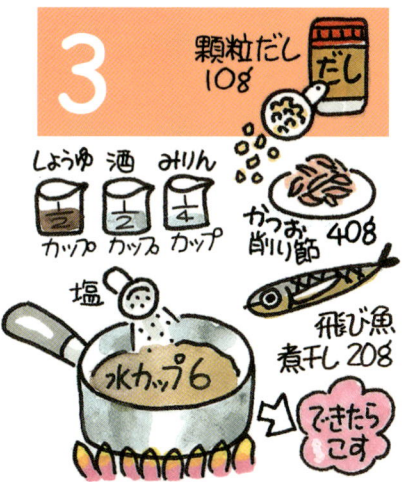

3 顆粒だし10g / しょうゆ 2カップ / 酒 2カップ / みりん 4カップ / かつお削り節 40g / 塩 / 水カップ6 / 飛び魚煮干し 20g / できたらこす

鍋に水と調味料Bを入れ煮出し、だしが出たら、火をとめ、漉した上で、再び火にかけ、あたためる。

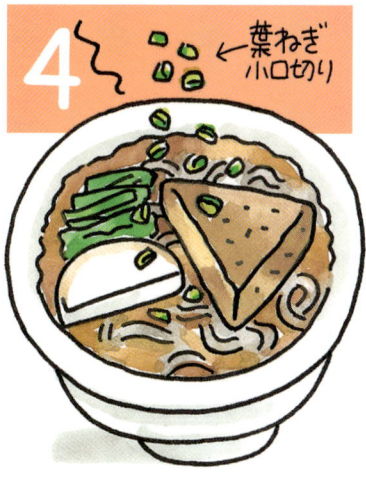

4 葉ねぎ小口切り

冷凍そばをゆで器に入れ、③のかけ汁をかけ、①の油揚げ、②のほうれん草、かまぼこをのせ、ねぎを散らす。

カレーうどん　262 kcal

〈材料〉　　　　　　　　　　　　（1人分）
うどん・冷凍………………………150 g
カレー粉／かたくり粉……………各5 g
かけ汁 {
　しょうゆ／純米酒………………各9 g
　本みりん……………………………5 g
　塩…………………………………0.5 g
　顆粒だし*……………………………4 g
　かつお削り節……………………6.6 g
　飛び魚煮干し……………………3.3 g
}
根深ねぎ………………………………20 g
鶏むね肉・皮なし……………………20 g
葉ねぎ…………………………………3 g

＊マルハチ村松（鰹の素ゴールド印）

〈つくり方〉

❶かけ汁：材料をなべに入れて火にかける。カレー粉を入れてから、かたくり粉でとろみをつける。

❷かけ汁で鶏肉、斜め薄切りにしたねぎを煮る。

❸器にゆでたうどんを入れて②を注ぎ、小口切りにした葉ねぎをちらす。

〈栄養量〉
たんぱく質	11.3 g
脂質	1.6 g
カルシウム	50 mg
鉄	2.1 mg
ビタミンA	16 µg
（レチノール当量）	
ビタミンB₁	0.08 mg
ビタミンB₂	0.08 mg
ビタミンC	3 mg
食物繊維	3.6 g
塩分	3.9 g

焼きそば　431 kcal

〈材料〉　　　　　　　　　　（1人分）
中華めん・蒸し･････････････150 g
豚肩ロース・脂身つき･･･････20 g
キャベツ･･･････････････････120 g
たまねぎ･･･････････････････30 g
もやし･････････････････････20 g
にんじん･･･････････････････20 g
ピーマン・緑･･･････････････15 g
なたね油･･･････････････････1 g
中濃ソース･････････････････20 g
かつお節･･･････････････････1 g
紅しょうが･････････････････4 g
あおのり･･･････････････････0.3 g

〈つくり方〉
❶野菜はせん切りにする。
❷フライパンに油をなじませ、肉を炒めてから野菜を入れる。さらに炒めてから、めんを入れ、ソースで炒める。
❸かつお節、あおのりをかけ、紅しょうがを添える。

※焼きそばソース:「昔ながらのトリイ中濃ソース」がお勧め。炒めても香りがなくなりません。

〈栄養量〉
たんぱく質　　14.3 g
脂　　質　　　7.7 g
カルシウム　　79 mg
鉄　　　　　　1.7 mg
ビタミンA　　168 μg
(レチノール当量)
ビタミンB_1　0.22 mg
ビタミンB_2　0.13 mg
ビタミンC　　50 mg
食物繊維　　　6.3 g
塩　分　　　　1.8 g

揚げ焼きそばあんかけ　422 kcal

〈材料〉　　　　　　　　　　（1人分）
揚げ焼きそば･･･････････････80 g
豚肩ロース・赤肉･･･････････20 g
はくさい･･･････････････････70 g
にんじん･･･････････････････5 g
チンゲンサイ･･･････････････30 g
きくらげ・乾･･･････････････1 g
Ⓐ　しょうゆ･････････････････3 g
　　本みりん･････････････････2 g
　　純米酒･･･････････････････2 g
　　塩･･･････････････････････0.5 g
冷凍だし*1またはブイヨン*2･･････16 g
かたくり粉･････････････････5 g
　*1 エバラ（冷凍ガラ15分湯チキン）
　*2 キスコ（フレッシュ丸鶏のチキンブイヨン）

〈つくり方〉
❶冷凍だしでだしをとっておく。
❷野菜はせん切りにする。
❸フライパンで肉を炒め、火がとおったら②を加えてさらに炒め、①を入れる。
❹野菜に火がとおったら調味料Ⓐで味つけし、かたくり粉でとろみをつけて、揚げ焼きそばにかける。

〈栄養量〉
たんぱく質　　12.1 g
脂　　質　　　16.6 g
カルシウム　　219 mg
鉄　　　　　　2.2 mg
ビタミンA　　101 μg
(レチノール当量)
ビタミンB_1　0.65 mg
ビタミンB_2　0.71 mg
ビタミンC　　22 mg
食物繊維　　　3.9 g
塩　分　　　　4.1 g

ボンゴレスパ　296 kcal

〈材料〉　　　　　　　　　（1人分）
スパゲッティ……………………70 g
オリーブ油………………………1 g
あさり……………………………60 g
葉ねぎ……………………………5 g
冷凍だし*1 またはブイヨン*2 ……16 g
塩…………………………………1 g
こしょう・黒……………………0.5 g
　*1 エバラ（冷凍ガラ15分湯チキン）
　*2 キスコ（フレッシュ丸鶏のチキンブイヨン）

〈つくり方〉
❶冷凍だしでだしをとる。
❷あさりはよく水洗いし①で煮る。殻から身を取り出しておく。
❸だし汁にあさりを加え、塩・こしょうで味をととのえる。
❹スパゲッティをゆで、③を合わせて器に盛り、小口切りにしたねぎをちらす。

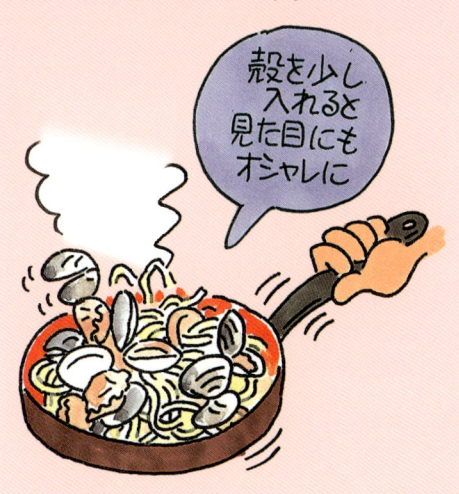

殻を少し入れると見た目にもオシャレに

〈栄養量〉
たんぱく質　　13 g　　　ビタミンB_1　0.15 mg
脂　質　　　2.8 g　　　ビタミンB_2　0.16 mg
カルシウム　57 mg　　　ビタミンC　　2 mg
鉄　　　　　3.5 mg　　 食物繊維　　　2 g
ビタミンA　 11 μg　　 塩　分　　　 2.3 g
（レチノール当量）

ミートソースパスタ　504 kcal

〈材料〉　　　　　　　　　（1人分）
マカロニ…………………………70 g
たまねぎ…………………………30 g
牛ひき肉…………………………42 g
豚ひき肉…………………………38 g
オリーブ油………………………1 g
　　　にんにく・おろし…………1 g
　ソ　デミグラスソース*1………62 g
　ー　トマト・ホール缶…………87 g
　ス　赤ワイン……………………25 g
　　　塩……………………………1 g
ハーブ・スパイス*2 ……………適宜
　*1 キスコ（デミグラスソース）
　*2 ローリエ、オレガノ、オールスパイス、タイム、ナツメグ、ペッパー

〈つくり方〉
❶たまねぎはみじん切りにする。
❷なべにオリーブ油を熱してひき肉を炒め、火がとおったら、たまねぎを入れてさらに炒める。
❸②に塩以外のソースの材料、香辛料を入れて煮る。最後に塩で味をととのえる。
❹ゆでたマカロニを皿に盛り、③をかける。

〈栄養量〉
たんぱく質　　26.1 g
脂　質　　　　14.8 g
カルシウム　　36 mg
鉄　　　　　　2.9 mg
ビタミンA　　 48 μg
（レチノール当量）
ビタミンB_1　0.48 mg
ビタミンB_2　0.27 mg
ビタミンC　　 12 mg
食物繊維　　　3.5 g
塩　分　　　　2 g

MEMO だしのお話 その3

◆**洋風だし**：洋風料理にはスープストックを使います。料理によりさまざまな種類があり，缶詰、レトルト、冷凍など多種多様なものが市販されていますが，なかでもお勧めは冷凍品です。

種　類		商品名	メーカー
ブラウンスープストック	牛肉、野菜、香辛料でつくるフォンドボーなど	スーゴディカルネ	カゴメ
		HCQ フォンドヴォー	キスコフーズ
		フォンドヴォー	キスコフーズ
		フォンドヴォープルミエール	キスコフーズ
ホワイトスープストック	鶏肉、野菜、香辛料でつくるブイヨンなど	ブロードディポッロ	カゴメ
		ホテル用冷凍ブイヨン	キスコフーズ
		フレッシュ丸鶏のチキンブイヨン	キスコフーズ
フィッシュスープストック	魚の骨、肉、野菜、香辛料でつくるポアソンなど	ブイヤベーススープの素	サンク
		HCQ フュメドポアソン	キスコフーズ
		フュメドポアソン	キスコフーズ
ベジタブルスープストック	野菜でつくる		

◆**中華だし**：中華料理には湯（タン）を使いますが、清濁によって次の種類があります。

・清湯（チンタン）――清澄なもの

・奶湯（ナイタン）――濁ったもので、別名白湯

　これらも、顆粒、缶詰、レトルト、冷凍などいろいろ市販されていますが、洋風と同じで、おいしい料理をつくるためには顆粒は論外で、冷凍が一番です。清湯は、洋風のブロードディポッロやホテル用冷凍ブイヨンなどで事足ります。中華料理にお勧めは、次に示すエバラ食品の製品です。

冷凍ガラ15分湯チキン	350円
冷凍ガラ15分湯鶏ガラモミジ	400円
生ガラ鶏（ロウヂー）ミンチ	590円
冷凍ガラポークN	350円
冷凍ガラ15分湯鶏ガラ＆ポークスープミックスタイプ	590円

　これらはすべて1kg単位になっており、1袋で18リットルのだしがとれます。弱火で煮出しますが、強熱すると白湯になります。ただし、洋風、中華いずれも、野菜などの香菜を入れて煮出さないと生臭さが出るので、注意が必要です。さらに、「にんにくのすりおろし」を入れて一煮立ちしてから味を整えると、生臭みとにんにくの臭いがお互いに消しあってわからなくなると同時に、奥ゆかしい味になります。

お年寄りでも、赤ちゃんでも、誰にでもおいしい味はわかります。表情やしぐさに表れるものです。いい香りで、まず食欲をたっぷり刺激しましょう。

チキンエッグスープ

ビールが隠し味！ 意外なおいしさ
ふわっとあっさりの具だくさんスープ

材料　161kcal
（1人分）

鶏もも肉・皮なし	30g
さやいんげん	5g
生しいたけ	10g
にんじん	10g
たまねぎ	10g
オリーブ油	1g
にんにく・おろし	1g
しょうが・おろし	1g
ビール・淡色	40g
冷凍だし＊	16g
卵	40g
牛乳	42g
塩・こしょう	適宜
葉ねぎ	3g

＊エバラ（冷凍ガラ15分湯チキン）

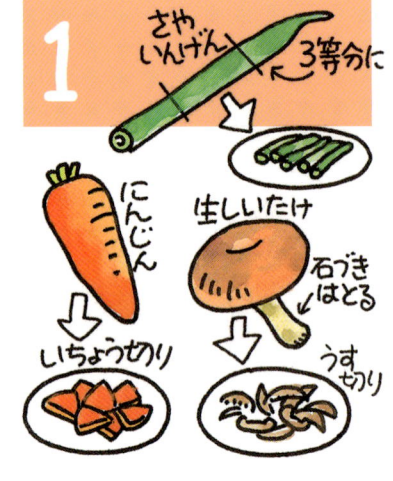

1 さやいんげん、生しいたけ、にんじんをそれぞれの大きさに切る。

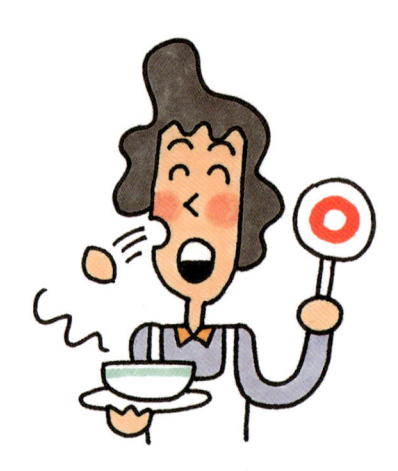

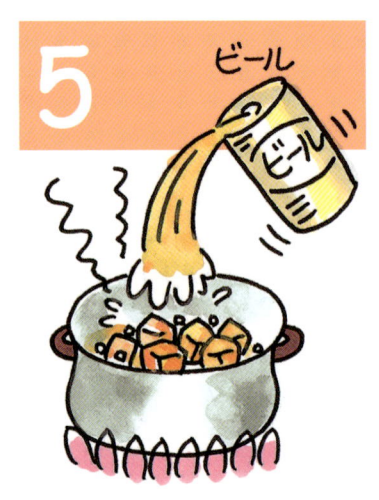

5 ④の鍋にビールを加えて、煮たたせ、アルコール分をとばす。

たんぱく質	脂質	カルシウム	鉄	ビタミンA	ビタミンB$_1$	ビタミンB$_2$	ビタミンC	食物繊維	塩分
13.9 g	8.3 g	81 mg	1.6 mg	164 μg	0.1 mg	0.38 mg	5 mg	1 g	0.3 g

※ビタミンA：レチノール当量

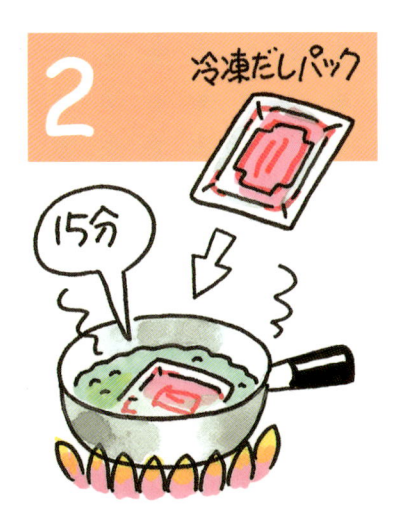

2 冷凍だしパック / 15分

鍋に適量の水と冷凍だしパックを入れ、基本のだしをつくっておく。

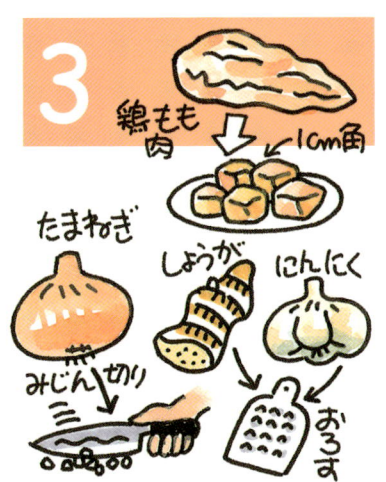

3 鶏もも肉 1cm角 / たまねぎ みじん切り / しょうが にんにく おろす

鶏肉を1cm角に切る。たまねぎはみじん切り、しょうが、にんにくは、おろしておく。

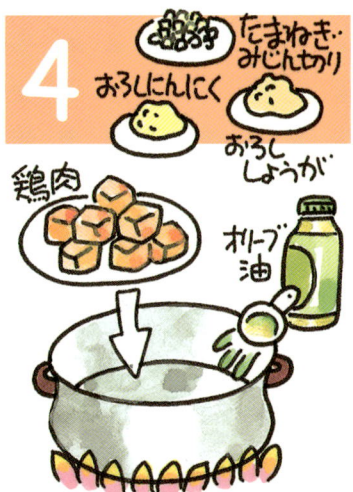

4 おろしにんにく / たまねぎ・みじん切り / おろししょうが / 鶏肉 / オリーブ油

鍋にオリーブ油を熱し、③の鶏肉を入れ炒め、さらにたまねぎ、にんにく、しょうがを加え炒める。

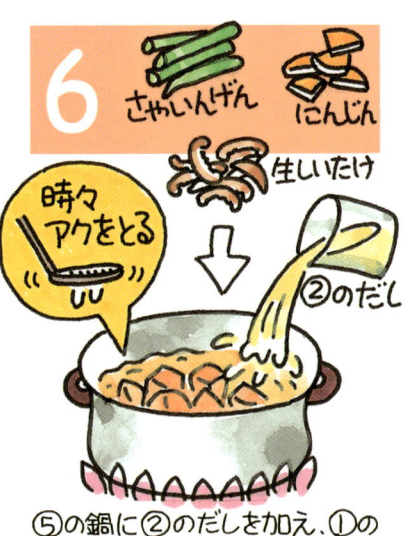

6 さやいんげん / にんじん / 生しいたけ / 時々アクをとる / ②のだし

⑤の鍋に②のだしを加え、①の野菜を入れ、アクをとりながら、煮込む。

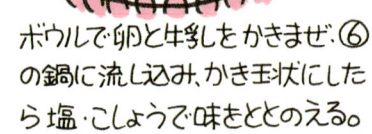

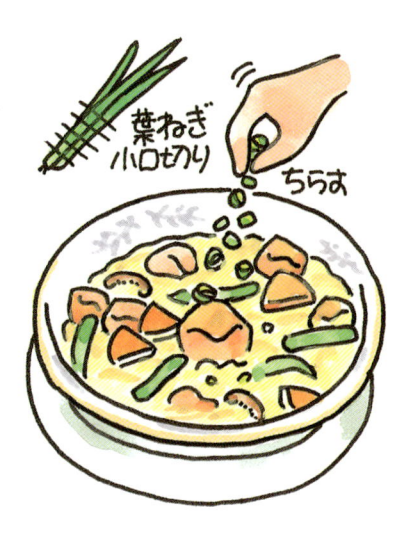

7 卵 / 牛乳 / こしょう / 塩 / かきまぜ鍋にいれる

ボウルで卵と牛乳をかきまぜ、⑥の鍋に流し込み、かき玉状にしたら塩・こしょうで味をととのえる。

葉ねぎ小口切り / ちらす

器にたっぷりと盛りつけ、上から刻んだ葉ねぎを散らす。

125

ビシソワーズ

ひんやり、口あたりのいいスープです
ひと口、またひと口と、あとをひく味わい

材料　157 kcal
（1人分）

じゃがいも	80 g
オニオンソテー（90%）*1	20 g
冷凍だし*2 またはブイヨン*3	16 g
ローリエ	適宜
牛乳	60 g
生クリーム・乳脂肪	10 g
塩/こしょう・白	0.6 g/1 g
にんにく・おろし	0.5 g

*1 カゴメ（オニオンソテー）
*2 エバラ（冷凍ガラ 15分湯チキン）
*3 キスコ（フレッシュ丸鶏のチキンブイヨン）

じゃがいもを他の野菜に替えて、お試し下さい。
- かぼちゃを使ったパンプキンスープ。
  別名シンデレラスープ。
- にんじんのキャロットスープ。
- その他、ブロッコリースープ、カリフラワースープ、グリンピーススープなど、それぞれ素材の味が楽しめます。

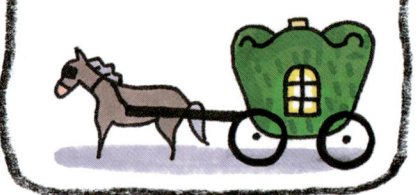

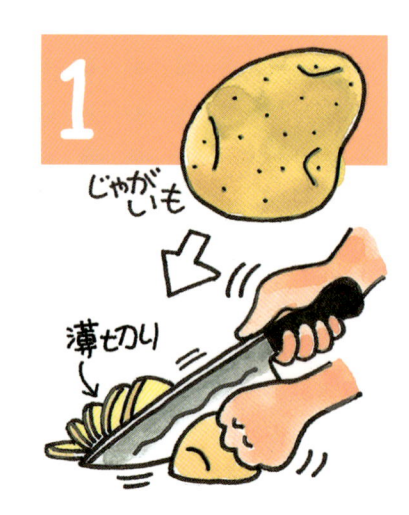

1 じゃがいも
薄切り

じゃがいもの皮をむき、半分に割り半月の薄切りにする。

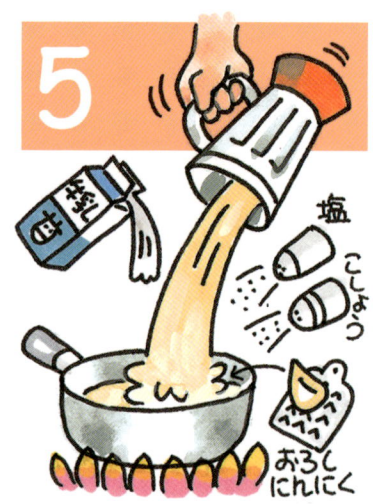

5
塩
こしょう
おろしにんにく

④を鍋に入れ、牛乳を加えたら火にかけ、塩・こしょう・おろしにんにくで味をととのえる。

たんぱく質	脂質	カルシウム	鉄	ビタミンA	ビタミンB$_1$	ビタミンB$_2$	ビタミンC	食物繊維	塩分
4 g	7 g	82 mg	0.5 mg	62 µg	0.11 mg	0.14 mg	30 mg	1.4 g	0.7 g

※ビタミンA：レチノール当量

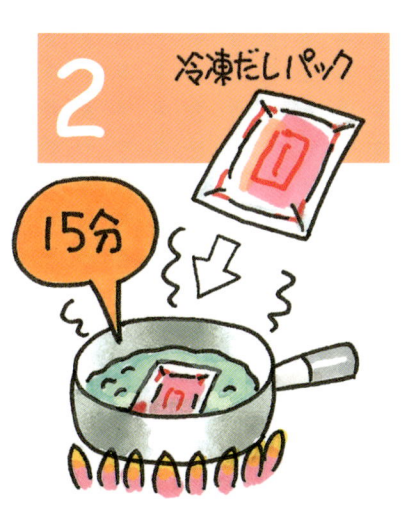

2 鍋に適量の水と冷凍だしパックを入れ、基本だしをつくっておく。

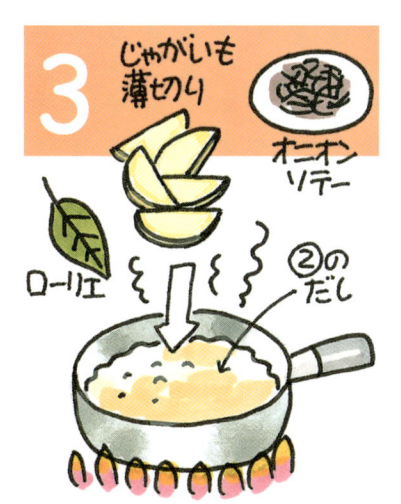

3 ②のだしの鍋に切った①のじゃがいもとオニオンソテー、ローリエを入れて煮込む。

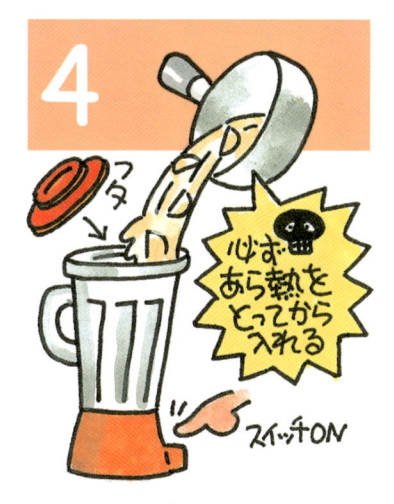

4 じゃがいもが煮えたら火をとめ、ローリエを出し、あら熱をとってからミキサーにかける。

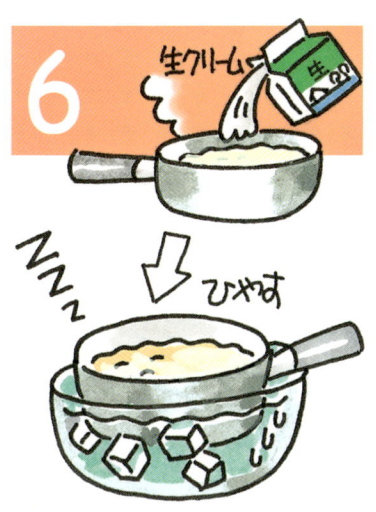

6 鍋の火をとめ、生クリームを加えたら氷水で鍋ごと冷やし、冷蔵庫でさらに冷たく冷やす。

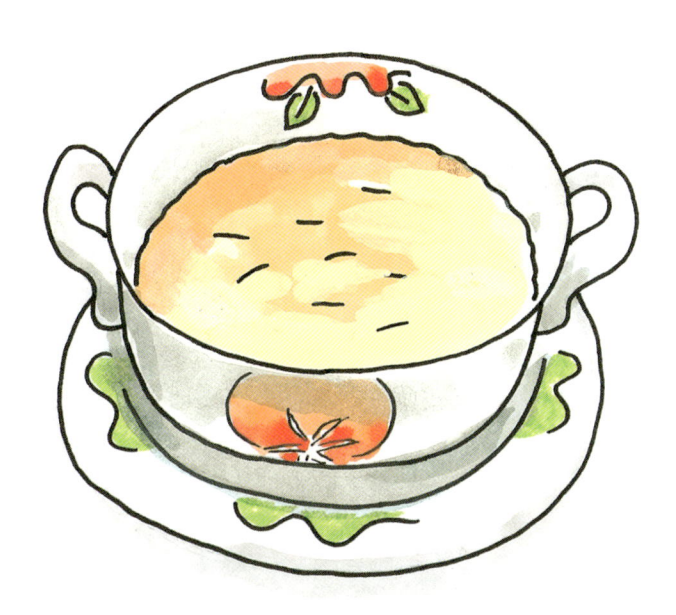

セロリースープ　　14 kcal

〈材　料〉　　　　　　　　　　　（1人分）
セロリー……………………………30 g
たまねぎ……………………………10 g
Ⓐ ┃ 塩……………………………0.5 g
　 ┃ こしょう・黒………………0.5 g
にんにく・おろし…………………0.5 g
冷凍だし*1またはブイヨン*2………16 g
パセリ…………………………………5 g
　＊1 エバラ（冷凍ガラ15分湯チキン）
　＊2 キスコ（フレッシュ丸鶏のチキンブイヨン）

〈つくり方〉
❶なべに水と冷凍だしを入れ、煮出してから具を入れ、調味料Ⓐで味をととのえる。
❷仕上げに、だしの臭みが消えるまで、おろしにんにくを入れる。
❸器に盛り、みじん切りのパセリをちらす。

〈栄養量〉
たんぱく質　0.8 g　　ビタミン B$_1$　0.02 mg
脂　質　　　0.1 g　　ビタミン B$_2$　0.04 mg
カルシウム　31 mg　　ビタミン C　　9 mg
鉄　　　　　0.6 mg　　食物繊維　　　0.9 g
ビタミン A　32 μg　　塩　分　　　　0.6 g
（レチノール当量）

しめじスープ　　10 kcal

〈材　料〉　　　　　　　　　　　（1人分）
ぶなしめじ…………………………20 g
根深ねぎ……………………………10 g
湯通し塩蔵わかめ・塩抜き…………3 g
冷凍だし*1またはブイヨン*2………16 g
　 ┃ 塩……………………………0.7 g
Ⓐ ┃ こしょう・黒………………0.3 g
　 ┃ しょうゆ……………………1 g
にんにく・おろし…………………0.3 g
　＊1 エバラ（冷凍ガラ15分湯チキン）
　＊2 キスコ（フレッシュ丸鶏のチキンブイヨン）

〈つくり方〉
セロリースープ参照。

〈栄養量〉
たんぱく質　0.9 g　　ビタミン B$_1$　0.04 mg
脂　質　　　0.2 g　　ビタミン B$_2$　0.05 mg
カルシウム　7 mg　　 ビタミン C　　3 mg
鉄　　　　　0.3 mg　　食物繊維　　　1.1 g
ビタミン A　1 μg　　 塩　分　　　　0.9 g
（レチノール当量）

キャベツスープ　　13 kcal

〈材　料〉　　　　　　　　　　　（1人分）
キャベツ……………………………20 g
たまねぎ……………………………10 g
葉ねぎ…………………………………2 g
冷凍だし*1またはブイヨン*2………16 g
　 ┃ 塩……………………………0.7 g
Ⓐ ┃ しょうゆ……………………1 g
　 ┃ こしょう・黒………………0.5 g
にんにく・おろし…………………0.3 g
　＊1 エバラ（冷凍ガラ15分湯チキン）
　＊2 キスコ（フレッシュ丸鶏のチキンブイヨン）

〈つくり方〉
セロリースープ参照。

〈栄養量〉
たんぱく質　0.7 g
脂　質　　　0.1 g
カルシウム　15 mg
鉄　　　　　0.3 mg
ビタミン A　4 μg
（レチノール当量）
ビタミン B$_1$　0.02 mg
ビタミン B$_2$　0.03 mg
ビタミン C　　10 mg
食物繊維　　　0.6 g
塩　分　　　　0.9 g

マカロニスープ　　49 kcal

〈材料〉　　　　　　　　　（1人分）
- マカロニ・乾 ……………………… 8 g
- たまねぎ …………………………… 30 g
- セロリー …………………………… 10 g
- ピーマン・赤 ……………………… 8 g
- 冷凍だし*1 またはブイヨン*2 …… 16 g
- Ⓐ 塩 ………………………………… 1 g
-   こしょう・黒 …………………… 0.5 g
-   しょうゆ ………………………… 1 g
- にんにく・おろし ………………… 0.3 g
  - *1 エバラ（冷凍ガラ15分湯チキン）
  - *2 キスコ（フレッシュ丸鶏のチキンブイヨン）

〈つくり方〉
セロリースープ参照。

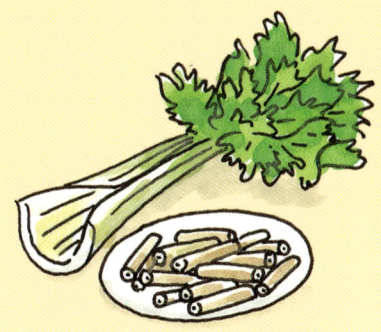

〈栄養量〉
たんぱく質	1.8 g
脂　質	0.3 g
カルシウム	15 mg
鉄	0.4 mg
ビタミンA	8 μg
(レチノール当量)	
ビタミンB₁	0.04 mg
ビタミンB₂	0.04 mg
ビタミンC	17 mg
食物繊維	1 g
塩　分	1.2 g

沢煮椀　　105 kcal

〈材料〉　　　　　　　　　（1人分）
- にんじん …………………………… 8 g
- たけのこ …………………………… 10 g
- ごぼう ……………………………… 10 g
- 乾しいたけ ………………………… 1 g
- 豚ばら肉・脂身つき ……………… 20 g
- 顆粒だし* …………………………… 4 g
- Ⓐ しょうゆ ………………………… 1 g
-   塩 ………………………………… 1 g
- みつば ……………………………… 3 g
- とうがらし・粉 …………………… 1 g
  - *マルハチ村松（鰹の素ゴールド印）

〈つくり方〉
❶野菜はすべてせん切り、豚肉は細切りにする。
❷だしをとり、①を入れて煮る。
❸野菜がやわらかくなったら調味料Ⓐで味をととのえ、ざく切りにしたみつばを入れて火を止める。※とうがらしはお好みで。

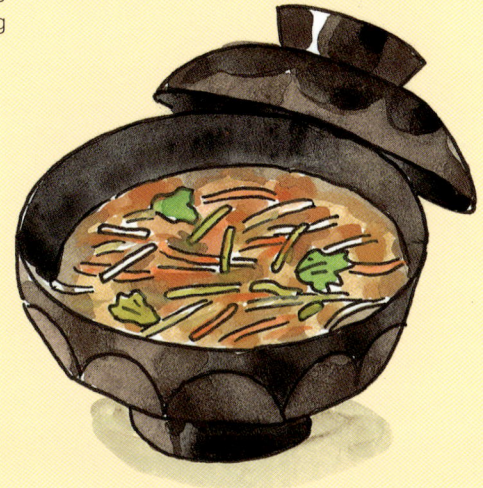

〈栄養量〉
たんぱく質	4.9 g
脂　質	7.1 g
カルシウム	13 mg
鉄	0.5 mg
ビタミンA	72 μg
(レチノール当量)	
ビタミンB₁	0.13 mg
ビタミンB₂	0.08 mg
ビタミンC	2 mg
食物繊維	1.6 g
塩　分	2.8 g

梅ともやしの清汁　　17 kcal

〈材　料〉　　　　　　　　　　（1人分）
- うめ・調味漬……………………7 g
- もやし……………………………20 g
- 顆粒だし*………………………2 g
- Ⓐ 塩……………………………0.5 g
- 　 こしょう・黒………………0.5 g
- 　 砂　糖………………………1 g

＊マルハチ村松（鰹の素ゴールド印）

〈つくり方〉
1. もやしをゆでる。
2. なべにだし汁と梅干しを入れて火にかけ、しばらく煮てから梅干しをほぐし、塩、こしょう、砂糖で味をととのえる。
3. 器にもやしを盛り、②を注ぐ。

※だし汁は温かいままでも、冷たく冷やしてもよい。

〈栄養量〉
たんぱく質	1 g
脂　質	0.1 g
カルシウム	11 mg
鉄	0.3 mg
ビタミンA	0 μg
（レチノール当量）	
ビタミンB₁	0.01 mg
ビタミンB₂	0.02 mg
ビタミンC	2 mg
食物繊維	0.5 g
塩　分	1.8 g

卵とチーズのスープ　　29 kcal

〈材　料〉　　　　　　　　　　（1人分）
- 根深ねぎ…………………………10 g
- 生しいたけ………………………10 g
- 卵…………………………………10 g
- 粉チーズ…………………………0.5 g
- 冷凍だし*¹またはブイヨン*²……16 g
- Ⓐ 塩……………………………0.7 g
- 　 こしょう・黒………………0.5 g
- 　 しょうゆ……………………1 g
- にんにく・おろし………………1 g
- かたくり粉………………………1 g
- パセリ……………………………0.5 g
- 揚げにんにく……………………0.1 g

＊1 エバラ（冷凍ガラ15分湯チキン）
＊2 キスコ（フレッシュ丸鶏のチキンブイヨン）

〈つくり方〉
1. ねぎはななめ薄切り、しいたけはせん切りにする。
2. なべにだし汁を入れて火にかけ、しいたけを煮る。火がとおったら粉チーズを入れ、調味料Ⓐとおろしにんにくで味をととのえる。
3. ②にねぎを入れ、かたくり粉でとろみをつける。
4. ③に割りほぐした卵を流し入れ、かき玉にする。
5. 器に盛り、みじん切りにしたパセリと揚げにんにくをちらす。

〈栄養量〉
たんぱく質	2.1 g
脂　質	1.3 g
カルシウム	19 mg
鉄	0.5 mg
ビタミンA	19 μg
（レチノール当量）	
ビタミンB₁	0.03 mg
ビタミンB₂	0.09 mg
ビタミンC	3 mg
食物繊維	0.6 g
塩　分	0.9 g

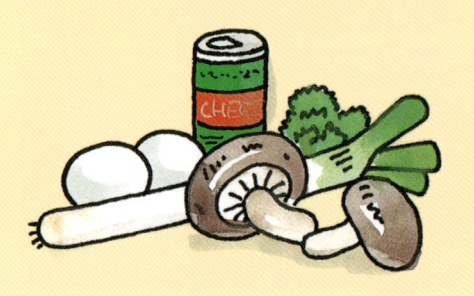

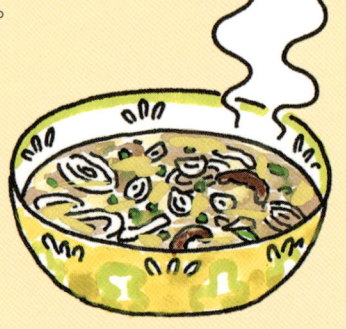

給食の常識は非常識

その1　高齢者は洋食を好まない！

　この言葉は、高齢者の献立集や高齢者の食事に関する書物には必ずといっていいほど掲載されています。洋食は、食べなれていない味のため敬遠されるので、和食をすすめているというのです。はたして本当にそうでしょうか。洋食のコックさんたちが慰問で高齢者の施設に行き洋食を振舞うと、おいしそうに食べている光景を目にすることができます。

　確かに高齢者は、これまでの人生で洋食を食べる機会が少なかったことは事実だと思います。しかし、歓送迎会や忘年会などで必ず食べているはずです。また、第二次世界大戦のとき、海軍に所属していた人たちは、船では洋食を食べていました。その当時は、現在のコンソメの素やインスタント食品、冷凍食品などない時代ですから、きちんとした仕事をしてつくられた洋食でした。洋食に対する「おいしい」という気持ちは、食べる機会が少なかっただけに、強烈に残っているのではないでしょうか。そういう人たちがコンソメの素などでつくられた洋食を食べて、はたして「おいしい」と思うでしょうか？

　食べない理由を聞くと、「口に合わない」という返事が多く返ってきます。この「口に合わない」というのは、「おいしくない（まずい）」と言いにくいためのもので、つくった人への気づかいの言葉としか思えないのです。

　おいしい洋食を出してあげれば、喜んで食べてくれるはずです。和食を主にすると、味の変化が乏しくなり似たような味の料理ばかりになりがちです。そこで、洋食を加えると味の変化はより豊かになり、おいしい食事を提供できるのです。

　認知症の人は味がわからないと思っている人がいますが、そんなことはありません。また、赤ちゃんにおいしいものをあげると、にこっとするし、まずいものをあげると、いやな顔をします。年齢、性別に関係なく、誰でも「おいしい」ものは「おいしい」のです。

その2　材料費が安い！

　一般の外食店で提供している昼のランチの値段は、800〜1000円くらいのものが多いはずです。これらの材料費は、設備費、人件費、光熱水道代、税金、利益などを差し引いた金額で、一般的には30％ですから、240〜300円ということになります。材料費は給食とほとんど同じなのに、出される料理には雲泥の差があります。

　2005年10月、介護保険制度の改正により、食費は利用者の自己負担になりました。施設の食事を食べるか食べないかは、入所している高齢者一人ひとりの判断に任されることになります。施設の食事がおいしくなかったら、3食出前を注文する人や、家族が毎食食事を持ってくる人が出てくることを意味します。このことは、これからの栄養管理は、一人ひとりの栄養ケア・マネジメントを実践する必要があることを意味しています。しかし、このよ

うな人が続出したら給食の必要性がなくなることも意味しています。自己負担に見合った納得のいくおいしい食事を提供する必要があるのです。

　居宅であれ、デイケア、デイサービスであれ、低栄養の改善には、一人ひとりの必要栄養量が確保されなければなりません。ここに栄養アセスメントの必要性があります。アセスメント後の改善企画の中心は、喫食率を上げることができる食事をどうやって提供するかではないでしょうか。喫食率の高い食事を食べたうえでの評価でないと意味のないものになってしまいます。指導を受ける人にとっても、まずい物よりもおいしいものを食べて改善できることを教わるほうがどれだけよいでしょうか。

　おいしいものを食べて得られる満足は、人間の本能である食欲という欲求を満たす重要なものです。栄養状態の改善の本質は、満足のいくおいしい食事を、どのような状態で、どのように食べるかではないでしょうか。食べて初めて低栄養の改善になるのです。栄養士の仕事は、できるだけ簡便な方法で、満足を得られる食生活の情報を提供することではないでしょうか。

その3　時間がかけられない！

　ホテルやレストランの料理は手間と時間をかけてつくられているからおいしいのであって、手間と時間をかけられない給食ではそんなことはできない、という声をよく聞きます。確かにこれは事実です。

　たとえば、「鳥がら」からおいしいスープストックをとるためには、最低7～8時間コトコト煮ないといけません。骨の組織が煮くずれて骨髄が出てきて始めて旨いだしが出るのです。したがって、2～3時間くらい煮ても気休めにしかならないのです。さらに、鳥がらは細菌に汚染されている確率が高いため危険な食材です。鳥がらを厨房内に持ち込むことは、食中毒の危険性が増すことにもなりますから考えものなのです。

　ではどうしたらいいのでしょうか。

　時間と手間をかけてつくられた冷凍、缶詰、レトルトなどの市販品を探して、どんどん使えばよいのです。なかでも最もおいしいのは冷凍品です。詳しくは「だしのお話」を参考にして下さい。

その4　家庭の味を大切にして手づくりしています！

　これは、給食の関係者がよく口にする言葉です。手づくりされるものに、ルーやおやつのお菓子、スープストックなどがあります。これは1例ですが、ある施設でつくられているブラウンソースは、小麦粉をバターで焦げるまで炒め、鳥がらスープとケチャップで仕上げられています。しかし、これでは本当においしいソースにはなりません。鍋に油を入れ、小麦粉を焦がさないように、とび色になるまで炒め、スープストックを入れ、塩・こしょうし、とび色になるまで炒めた肉・野菜・ベーコン・香草を入れ、ホールトマトを加え、弱火で3

時間ほど煮てから漉して初めて、おいしいブラウンソースができるのです。

　ケーキやプリンなどのお菓子も同様です。市販のものと同様か、それ以上のものをつくるというのはなかなかむずかしいのです。手づくりという名目のもとに、おいしくないソースでつくられた料理やお菓子よりも、市販品のほうがはるかにおいしいものがあるのです。

　これらに手をかけすぎると、他の料理がおろそかになると同時に、時間に追われるはめになってしまいます。これは、給食で気をつけなければならない食中毒の危険性が非常に高くなることを意味しています。食事づくりに時間がかけられないので、時間に余裕のある作業工程を考える必要があるのです。安全な食事の提供は、給食の重要な使命ですから一考を要します。

　手づくりする理由として、添加物うんぬんがいわれますが、市販品でも添加物が使用されていないものはたくさんあります。原材料名を見ればわかりますので、ぜひ探してください。また、冷凍食品には、保存料や防腐剤はほとんど使われていません。

　「家庭の味」とは、いったいどういう味なのでしょうか。実態はわかりませんが、私達がつくっている給食の料理は、仕出しをとっているのでも、惣菜を買っているのでもなく、まぎれもない手づくりなのです。

給食がおいしくならないもう1つの理由

　給食を運営するシステムには、施設が栄養士・調理員を採用して運営する直営方式と、別の会社の職員で運営してもらう委託方式があります。(社)日本栄養士会全国福祉栄養士協議会の調査(平成16年度)によると、介護老人福祉施設(特養)では、直営約70%、委託30%、介護老人保健施設(老健)では直営約30%、委託70%となっています。現在、この委託化が急速に進んでいます。委託には3通りの方法があり、その1つは全面委託で、あとの2つは施設の栄養士が献立を立て、発注と調理などを委託先に委ねる方法と、その逆で、委託先に献立を立ててもらうのと同時に調理なども委託するが、発注は施設で行う方法です。先ほどの調査によると、委託している施設の約87%が材料購入を委託し、献立の委託は43%になっています。

　給食がおいしくならない理由として、献立に、使用するだしを何と書くか、使用する調味料の発注をどうするかがあげられますが、さらなる問題は、この委託方法から発生します。

　委託経費の支払いは、委託先の人件費や労務管理費などの管理費と、給食材料費の二本立てで支払われます。管理費は月ごとの変動はないので一定の金額で支払われますが、材料費は喫食数によって変動します。

　委託契約は入札で行われるのが普通で、この入札時に書き込まれる金額は管理費のみで行われます。安くすればするほど委託会社の利益は少なくなるので、派遣する調理担当者の質を低くせざるをえません。場合によってはパート職員だけになる可能性もあり、調理技術の低い人ばかりになってしまいます。家庭の主婦なら毎日調理をしているので大丈夫とされ採用していますが、給食の調理の衛生管理やコツはそれほど単純ではありません。これもおいしい料理がつくれない理由の1つになります。

　このように、入札で管理費を安くしようとすればするほど、委託先の派遣する人材は粗末になってしまいます。と同時に、委託を受ける会社の利益も少なくなります。これでは会社が成り立たないので別の方法で利益をあげなければならなくなります。この利益を稼ぐために、おのずと給食材料費にしわ寄せがくることになります。

　給食材料費は、1人1日670円などと予算化されています。施設の栄養士はこの予算に従って献立を立て、委託先に発注を委ねます。委託先は、提示された献立を提供すればよいわけですから、できるだけ安い材料を仕入れると差益が出ることになります。たとえば、特級の丸大豆醤油ではなく、上級、標準、アミノ酸混合と品質を下げれば下げるほど差益が出ることになります。請求書は、納品業者の納品書を添付するのではなく、委託会社の600円×喫食者数×日数の請求書になるので、これで利益を得ることができるのです。この利益を生み出す能力が委託先の店長の手腕として評価されることになります。

　このカラクリは、仕入れする食品の検収時に、施設側の栄養士が立ち会えば、ある程度は

阻止できます。しかし、献立に「醬油」としか書いてなければ、醬油であればどれでもよいのですから、丸大豆醬油にしてもらうためには大変な交渉をしなければならないことになります。また、施設側の栄養士が365日毎日検収に立ち会うのは、複数の栄養士がいない施設では不可能です。

　委託の方法を、献立作成と発注を逆にすれば、この差益を生み出すシステムはなくなるのですが、一般的な委託方法はこの逆がほとんどです。施設側もこのシステムを黙認することによって管理費を安くすることができ、利益を得ることになります。給食を委託する場合、施設側の栄養士を配置することが義務づけられていますが、なかには委託先が施設側の栄養士を雇い入れ、身分だけ施設側の栄養士にする方法で委託をとっている所もあります。こうなると、献立を作成するときから差益を出すように食材を決定するので、給食の内容は最悪なものになってしまいます。施設に入所している高齢者で、「おいしくないので食事を改善して欲しい」という人はほとんどいません。

　一番迷惑をこうむっているのは、給食はまずいものという既成概念のもと、材料費をピンハネされたものを、あきらめて食べさせられている喫食者ということになります。

　今、高齢者の低栄養が問題とされ、栄養アセスメントが重要だといわれていますが、低栄養が起こる第一の原因は、施設で出される食事の喫食率が低いことにあるのです。喫食率の高い施設では、何らかの疾病があるほんの一部の人にのみ起こる問題なのです。低栄養が起きた場合、栄養アセスメントが重要になりますが、先ほどの問題を解決していない施設では、システムを変えることのほうが重要です。

菅野廣一　かんの　こういち

　　　　1946 年　福島県に生まれる
　　　　1969 年　東京農業大学栄養学科卒業（管理栄養士）
　　　　1969 年　整肢療護園（現在　心身障害児総合医療育成センター）
　　　　1975 年　浜松市保健所健康増進課
　　　　1997 年　浜松市保健所食品衛生課副技監
　　　　2000 年　浜松市立西山園技監
　　　　　1991 年〜2000 年　浜松市立看護専門学校講師
　　　　　1992 年〜　　　　　社団法人静岡県栄養士会副会長

　　　　著書　『食とこころ―子どもの食生活を育てる―』学建書院　1999 年
　　　　　　　『加工食品の選び方』第一出版　2000 年　ほか

〈検印廃止〉

絵っと驚く、コツ伝授　おいしい Q 食レシピ 154

2005 年 12 月 10 日　第 1 版第 1 刷　発行

　　　　著　者　　菅　野　廣　一
　　　イラスト
　　　表紙デザイン　甲　斐　正　範
　　　　発行者　　木　村　勝　子
　　　　印刷・製本　三報社印刷㈱
　　　　発行所　　㈱学建書院

〒113-0033　東京都文京区本郷 2-13-13　本郷七番館 1F
TEL　03-3816-3888　　FAX　03-3814-6679
http://www.gakkenshoin.co.jp

ⒸKouichi Knno, 2005
本書の無断複写は、著作権法上での例外を除き、禁じられています。
ISBN 7624-0871-9